中医学术流派与临床应用

刘巨海 主编

山东科学技术出版社
·济南·

图书在版编目（CIP）数据

中医学术流派与临床应用 / 刘巨海主编. -- 济南：山东科学技术出版社，2025.5. -- ISBN 978-7-5723-2708-7

Ⅰ. R-092；R24

中国国家版本馆 CIP 数据核字第 20253KE225 号

中医学术流派与临床应用
ZHONGYI XUESHU LIUPAI YU LINCHUANG YINGYONG

责任编辑：马　祥
装帧设计：孙　佳

主管单位：山东出版传媒股份有限公司
出 版 者：山东科学技术出版社
　　　　　地址：济南市市中区舜耕路 517 号
　　　　　邮编：250003　电话：（0531）82098088
　　　　　网址：www.lkj.com.cn
　　　　　电子邮件：sdkj@sdcbcm.com
发 行 者：山东科学技术出版社
　　　　　地址：济南市市中区舜耕路 517 号
　　　　　邮编：250003　电话：（0531）82098067
印 刷 者：山东华立印务有限公司
　　　　　地址：山东省济南市莱芜高新区钱塘江街 019 号
　　　　　邮编：271100　电话：（0531）76216033

规格：16 开（170 mm×240 mm）
印张：14.75　　字数：188 千
版次：2025 年 5 月第 1 版　印次：2025 年 5 月第 1 次印刷
定价：48.00 元

主　编　刘巨海
副主编　江　涛　李文华　王新彦　潘琳琳
　　　　赵红玉　颜晓莉
编　委　李云峰　宋佳宁　李丽康　丁子龙
　　　　韩　颖　马睿博　关文琪　高媛媛
主　审　刘桂荣

前言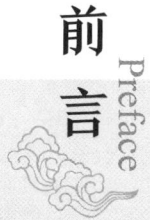

《中医学术流派与临床应用》是在山东志远学术流派项目的支持下，总结目前国内外中医学术流派发展现状，着力探索中医学术流派的发展方向，继承中医名家学术思想和临床特色，以期为中医药发展创新服务。

中医学术流派是探索中医学术发展的一种归类方法，它以医家学说为核心，从社会思潮、哲学思想、医家个人临床经验等多种角度探索中医学发展动力来源、发展方向以及解决临床问题的角度、思路等问题，从而思考中医学独特的发展趋势，在错综复杂的中医学术领域为中医学者提供认识中医学的方法和依据。

本书分为七部分。第一章介绍目前对于中医学术流派的认识及相关概念；第二章、第三章介绍以师承为划分标准的古代中医学术流派；第四至第七章是以地域为划分标准的中医学术流派介绍。在分论的各章节中，均按照学派学说、著名医家、临床案例的体例加以论述，体现出中医学术流派在

"道"与"术"之间、理论与临床之间的协调统一，有助于读者在理解中医学术流派核心理论的基础上，将理论与临床实践相统一，为临床实践提供帮助与借鉴。

本书第一章由刘巨海、韩颖编写；第二章由江涛、李云峰编写；第三章由李文华、宋佳宁编写；第四章由刘巨海、颜晓莉（山东省物化探勘察院）、李丽康编写；第五章由潘琳琳、丁子龙编写；第六章由赵红玉（济宁市第三人民医院）、马睿博、高媛媛编写；第七章由王新彦、关文琪编写。全书由刘桂荣、刘巨海完成审稿。

在第四章中，将以国医大师张志远先生为创始人的山东志远学术流派纳入其中，是对张志远先生躬耕医林七十载，泽被后学的致敬！

由于笔者水平有限，对于学派精神的解读分析，不足之处在所难免，所选取部分不免挂一漏万，敬请读者批评指正。

编者

2024年8月20日

目录

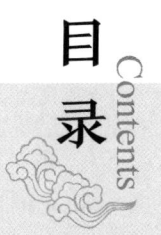

第一章 概 论

第一节 中医学术流派的概念　/ 001
　一、中医学术流派的概念　/ 001
　二、学派与流派　/ 003
　三、中医学派与中医流派　/ 005
第二节 中医学术流派的形成和判断标准　/ 007
　一、中医学术流派的产生年代　/ 007
　二、影响中医学派的因素　/ 008
　三、中医学术流派的划分方法　/ 015
第三节 中医学术流派的影响　/ 022
　一、学派是医学理论创新的土壤　/ 022
　二、学派是中医学发展的动力　/ 023
　三、学派是医学传播的途径　/ 025
　四、学派是人才培养的基地　/ 025

第二章　河间学派

第一节　概述　　　　　　　　　　　/ 029
第二节　主要医家介绍　　　　　　　/ 036
　　一、刘完素　　　　　　　　　　/ 036
　　二、张从正　　　　　　　　　　/ 047
　　三、朱震亨　　　　　　　　　　/ 058

第三章　易水学派

第一节　概述　　　　　　　　　　　/ 068
　　一、易水学派医家　　　　　　　/ 068
　　二、易水学派沿革　　　　　　　/ 070
第二节　易水学派著名医家及学术思想　/ 071
　　一、张元素　　　　　　　　　　/ 071
　　二、李杲　　　　　　　　　　　/ 078
　　三、王好古　　　　　　　　　　/ 084
　　四、罗天益　　　　　　　　　　/ 099

第四章　齐鲁医派

第一节　齐鲁医派概述　　　　　　　/ 111
　　一、齐鲁医家　　　　　　　　　/ 111
　　二、齐鲁医派的形成　　　　　　/ 113

第二节　齐鲁医派著名医家及学术思想　　／114
　　一、扁鹊　　／114
　　二、仓公　　／121
　　三、王熙　　／128
第三节　齐鲁志远学术流派　　／131
　　一、流派创始人张志远　　／131
　　二、主要学术思想　　／134
　　三、优势病种诊疗特色　　／136

第五章　新安医学

第一节　新安医学概述　　／141
　　一、名医辈出　　／142
　　二、医著宏丰　　／143
　　三、特色学说　　／144
　　四、发明众多　　／146
　　五、名方名药　　／147
　　六、影响深远　　／148
第二节　新安医学著名医家及学术思想　　／149
　　一、汪机　　／149
　　二、徐春甫　　／155
　　三、孙一奎　　／159

第六章　吴中医派

第一节　吴中医派概述　　／167

一、吴中的历史　　　　　　　　　　／167
　　二、吴中医派历史源流　　　　　　　／168
　　三、吴中医派的形成　　　　　　　　／170
　　四、吴中医派的突出贡献——温病学说　／172
　　五、吴中医派的特征　　　　　　　　／175
第二节　吴中医派著名医家及学术思想　　／177
　　一、叶桂　　　　　　　　　　　　　／177
　　二、吴瑭　　　　　　　　　　　　　／186
　　三、薛雪　　　　　　　　　　　　　／190

第七章　孟河医派

第一节　孟河医派概述　　　　　　　　　／194
　　一、孟河的历史　　　　　　　　　　／194
　　二、孟河医派的历史源流　　　　　　／194
　　三、孟河名医　　　　　　　　　　　／196
　　四、医派传承　　　　　　　　　　　／196
　　五、学术特色　　　　　　　　　　　／200
第二节　孟河医派著名医家及学术思想　　／203
　　一、费伯雄、费绳甫　　　　　　　　／203
　　二、马培之　　　　　　　　　　　　／210
　　三、巢崇山与巢渭芳　　　　　　　　／216
　　四、丁甘仁　　　　　　　　　　　　／220

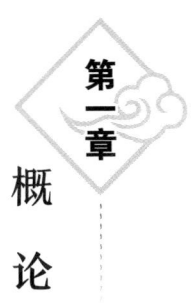

第一章 概论

中医学历史悠久,《黄帝内经》(简称《内经》)奠定了中医学的源头,在各派医家的共同推动下,理论体系逐步完善,在生理、病理、诊断、治疗等方面积累了丰富的临床经验,并借助当时先进的哲学思想及同时代文化思潮,逐步形成了完整的理论体系和诊疗方法。

历代医家在《内经》的基础上,研究经旨,结合自身哲学思想、师承授受、临床实践,发挥经意,逐渐形成各具特色的学术思想,凝聚成学术团体,在历史上发挥了一定影响,发展出中医的学术流派。

第一节 中医学术流派的概念

一、中医学术流派的概念

学术流派,简称学派。目前中医学界对于学术流派的定义并不统一,依据以王振国教授为代表的"中医学术流派研究"课题组的研究成果,将学派定义为:中医学术流派是中医学在长期发展过程中形成的,具有系统的、独特的学术理论或学术主张,有清晰的学术传承脉络和一定历史影响和公认度的学术派别。

在此定义之前,学术流派定义较多,下面列举有影响力的学派定义。

有强调学说的,如:

《汉语大词典》:"一门学问中由于学说、观点不同而形成的派别。"[1]

《中文大辞典》:"谓讲学家之宗派也。黄宗羲之宋元学案、万斯同之儒林宗派皆专言汉宋学派之书也。"[2]

《辞海》:"一门学问中由于学说师承不同而形成的派别。如:紫阳(朱熹)学派;姚江(王守仁)学派。"[3]

有强调学说师承的,如:

"学派:一门学问中由于学说师承不同,由学术观点相同或基本相同的一批科学家所形成的派别。例如,法国布尔巴基学派,量子力学中的哥本哈根学派、遗传学中的摩尔根学派和米丘林学派等。科学上不同学派的争论,可以促进科学的发展。"[4]

"学派:指一门学问中由于学说师承不同而形成的派别。"[5]

强调现代学科属性的,如:

"科学学派:科学共同体的一种形式。指具有共同学术观点的相对稳定的科学家团体,具有学说、共同体和带头人三要素,它是科学探索过程中的必然产物,对科学发展起巨大作用。"[6]

"同一学科内坚持某些基本相同的学术观点并有较大影响的这类科学家队伍,称为学派。"[7]

"科学学派是科学家的一种特殊的创造性联合,它是在科学带头人领导下的某一科学方向上,具有高度技能的几代研究者的创造性合作。"[8]

"所谓学派,就是在同一门的某个学科中因为具有不同的独到见解、风格、成就,各自获得一定人们的师承而形成的不同流派。"[9]

学派,"是指在同一学科领域,对带有根本性的学术问题持共同见解的科学家群体。"[10]

综合各家观点,对于中医学术流派而言,应具有以下特征:

一是系统而相对稳定的学术思想。学术思想是一个学派的灵魂,各位医家虽然存在个人经历、哲学观点、临证经验的不同,但均应有大致相同的研究目标、学术观点和临证方法,从而建立起系统完善的学派学术思想。

二是明确的传承体系或学术群体。这是学派中人的因素,一般来说,学派中有创始人和追随者两部分。创始人是学派的建立者,如河间学派之刘河间,易水学派之张易水。追随者与创始人之间有的存在师承关系,如李东垣、王好古与张元素间存在师承。有的虽无明确师承关系,没有得到某人的亲身教授,但敬仰他的学问并尊之为师,称之为私淑弟子,如张从正尊刘完素为师,是其私淑弟子。

三是有可供研究的著作传世。著作可以突破时间、空间的限制,使读者真切感受到作者的原意。古代信息传播不发达,不同地域的人大多只能通过书籍来学习知识。后世之人想要了解前人思想,也需借助书籍作为中介。这样,作为学派学术思想的载体,可供研究的书籍就成为学派的必要条件。

二、学派与流派

虽然上述学派定义存在争议,但学派的共同特点是比较明确的。一般来看,学派多在同一学科领域,是科学家共同体,师承关系是学派形成的主要原因,并且同一学派对学科的基本问题有共同的学术观点。学派大多是在长期的历史条件下形成的,都有其代表人物、代表著作并在学界产生较大影响，核心学说被当时和后世所公认。

流派是指同一个学科内因不同的师承而形成的以独特的研究旨趣、技艺、方法为基础的不同学术流别。流派主要指学术思想或文艺创作方面的派别，仅限于一种学术内部，具有相同思想倾向、相似风格的群体。

流派的定义也有很多，以下简论之。

《汉语大词典》："文艺、学术等方面的派别。"[11]

《中文大辞典》："水之支流曰流派。今谓一种学术因从众传授互相歧异而各成派别者亦曰流派。按此与流别略同。"[12] 而关于"流别"的解释则是："一，水歧分之谓也……二，世亦谓人品学术等派别曰流别。"[13]

《现代汉语词典》："指学术思想或文艺创作方面的派别。"[14]

"流派，是指在当时的文坛上的一批成名作家以他们在文学创作的理论与实践上的某种共同的特点所形成的派别。"[15]

"所谓流派，就是由思想倾向大体相同，在创作上又具有相近的艺术风格的作家或艺术家自然形成的独具特色的群体。"[16]

学派与流派是两个既相互联系又存在区别的概念。其关系有二：一是学派如同河流的源头，流派是在学派之下分出的支流。二是从内涵和外延来看，学派存在于学科之中，是一门学科中的派别；流派是指一种学术中的派别。学派以学说作为基础，学说是形成学派的要素；流派强调观点的鲜明与独特，不一定具有系统的学说，技术、方法上的分歧也可以形成流派。从发展的角度来看，流派发展到一定程度，独特的实践和理论上升为系统的学说时，就形成了学派；学派发展到一定程度，内部进一步发展或分化，也可能形成不同的流别。

三、中医学派与中医流派

"学派""流派"并不是中医学所独有的概念和范畴,因此也就没有必要再制订一个关于"中医学派"或"中医流派"的定义了。完全可以在前述"学派""流派"概念的基础上稍作限定或修饰即可。基于此种认识,可以如下定义:

中医学派是指中医学的某个学科因不同的师承而形成的以某种独特的理论主张或独特的方法、技艺为基础的不同学术派别。

中医流派则是指中医学同一个学科内因不同的师承而形成的以独特的研究旨趣、技艺、方法为基础的不同学术流别。

基于以上认识,对于中医学派与流派的观点是有其共性的。如:

《中国大百科全书·中医》云:"在中医学中由于学说师承不同所形成的群体和派别。这种因学术主旨不同而形成不同的学派,是中医历史发展中极为突出的医学现象。"[17]

孟庆云先生云:"在中医学理论体系中,由于学术主旨不同,学说、观点之异,其学术队伍中一批有较大影响的医学家发展承传的群体称为学派。"[18]

徐国经先生云:"中医学术流派应包括以下两个方面的内容,第一,应有一个有影响的、著有一部或数部传世之作的学术带头人,即宗师;第二,有一个或一批跟随宗师的弟子(或亲炙,或私淑),他们在继承宗师的基础上有新的认识和发挥,其本身必须具有较高的学术水平,对后世的学术发展曾作出一定的贡献。"[19]

盛维忠先生说:"一种新学说出现之后,必需得到一部分人的支持、附和,这部分人主要体现在师承关系上。他们以新学说为中心,遵其理,循其法,逐渐在社会上产生一定的影响,于是才可称之为学派。"[20]

在常见的概念中,还有"医派"一词在中医学界中广泛使用,例如永嘉医派、钱塘医派、吴中医派、孟河医派等。

《永嘉医派研究》认为:"温州,东晋时为永嘉郡,宋代下辖永嘉、乐清、瑞安、平阳四县,州治即在永嘉县治,所以习称温州为永嘉。以叶适为代表的主张事功学说的一批温州学者,史称'永嘉学派',循例我们称同时活跃于温州的一批医学家为'永嘉医派'。"[21]

钱塘医派:"自明末清初以降,下迄清末光绪年间的二百余年中,浙江钱塘(今杭州)的医学形势可谓盛极一时。涌现出了以卢之颐为前驱者、张卿子为开山祖、张志聪为核心人物,并由高世栻、仲学辂为传承代表,周围汇集了有明确的同门和师生关系的医家共40余人的医学流派,人称'钱塘医派'。'钱塘医派'以侣山堂为主要活动场所,集讲学、研经与诊疗为一体,把维护旧论作为学术主张,研究的内容遍及医经、临床和本草,并且问世了丰富的学术著作。"[22]

吴中医派:"苏州地处长江三角洲,古称吴中、吴郡、吴门。苏州地区人文荟萃,名家辈出,创建出了绚丽多彩的'吴文化'。吴医是吴文化的一个重要组成部分。吴中医学在中国医学史上占有重要的一席。苏州历代名医辈出,见诸记载的有1 400余人,著作600余种,为国内其它地区所罕见。并涌现出了以温病学派为代表的吴门医派。"[23]

孟河医派:"孟河,古时谓南兰陵,南朝宋置南陵郡,今江苏省常州市武进西北孟河镇。自明末至近代,医家日益增多。时贤吴中泰言孟河'山明水秀,人文汇集,堪称名医之乡'(见《孟河马培之医案医论精要》序)。在漫长的历史发展过程中,孟河医家各见特长,逐渐形成一派,丰富了伟大的祖国医学宝库，为人民的健康和疾病的防治作出了一定的贡献。孟河学派以费、丁、马、巢四家为最著，以费伯雄、丁甘仁、马培之、巢崇山为代表，名噪世代。"[24]

以上可以看出，"医派"属于地域性学派的范畴，是"医学学派"的简称。

第二节 中医学术流派的形成和判断标准

一、中医学术流派的产生年代

中医学术流派是中医学发展到一定阶段和水平的产物，是在长期的历史环境下学术传承的结果。

中医学术流派产生的年代有以下几种观点。

一是产生于战国。这主要体现在三世分类法和四家分类法上。先秦时期有"三世医"的说法，即黄帝内经、神农本草、素女脉诀。《礼记·曲礼》有"医不三世，不服其药"的记载。唐代孔颖达疏曰："三世者，一曰《黄帝针灸》，二曰《神农本草》，三曰《素女脉诀》。若不习此三世之书，不得服食其药。"所谓"三世"是指伏羲、神农、黄帝，又称"三皇"，是中华文明的始祖，其所传之书谓之"三坟"，代表着中华文明的发端。谢观认为："此盖中国医学最古之派别也。其书之传于后世者，若《灵枢经》则《黄帝针灸》一派也；若《本经》则《神农本草》一派也；若《难经》则《素女脉诀》一派也。其师承派别可以推见者，华元化为《黄帝针灸》一派；张仲景为《神农本草》一派；若秦越人则《素女脉诀》一派。"故"三世医学"相传是我国历史上最古老的三个医学流派。

二是产生于汉代。秦始皇"焚书坑儒"，至西汉开始访求遗书，重建经籍，《汉书·艺文志序》："至秦患之，乃燔灭文章，以愚黔首。汉兴，改秦之败，大收篇籍，广开献书之路。迄孝武世，书缺简脱，礼坏乐崩，圣上喟然而称曰：'朕甚闵焉！'于是建藏书之策，置写书之官，下及诸子传说，皆充秘府。至成帝时，以书颇散亡，使谒者陈农求遗书于天下。诏光禄大夫刘向校经传诸子诗赋，步兵校尉任宏校兵书，太史令尹咸校数术，侍医李柱国校方技。每一书已，向辄条其篇目，撮其指意，录而奏之。会向卒，哀帝复使向子侍中奉车都尉歆卒父业。歆于是总群书而奏其《七略》。"

《七略》已亡佚，然其主要内容录于《汉书·艺文志》，学界认为《方技略》含医经、经方、房中、神仙四家，即是四大学派（其实为学科）。可惜《方技略》所载诸书，今仅存《内经》一部，是故此说有名无实。

三是产生于金元。此说出自纪昀《四库全书总目提要》："儒之门户分于宋，医之门户分于金元。观元好问《伤寒会要》序，知河间之学与易水之学争。观戴良作《朱震亨传》，知丹溪之学与宣和《局方》之学争也。然儒有定理，而医无定法。病情万变，难守一宗。"此说被广泛接受，金元也就成为中医学术流派产生的时代。

二、影响中医学派的因素

（一）学派始于学说

《争鸣与创新：中医学术流派研究》认为，对某一学科的基本问题或重大问题，有着共同的或相近的学术观点，是学派赖以形成和存在的最基本因素。这些相同或相近的学术观点，恰如一根强有力的纽带将其紧密地维系在一起，并形成大体一致的共识。这些共识是学派的最重要特征，是判断学术派别的主要标准之一。

学说是学派的灵魂，学说的建立是学派产生的基础，学派产生之后又会不断地发展学说。从一般的范式来看，学派的创立者提出学说，其师承弟子以及众多医家由于继承拥护学说而逐渐形成学派。同时，对于一些问题性学派如温病学派，很难指出谁是学派的创立者，众多医家学者在针对"温病"诸多问题的思考过程中，相互启迪、互相完善，从而形成温病学派。刘完素的"火热论"，将外感热性病从"伤寒有五"的《难经》学说中解放出来，吴有性（字又可）在继承《诸病源候论》中关于"人感乖戾之气而生病"的基础上，提出"夫温疫之为病，非风、非寒、非暑、非湿，乃天地间别有一种异气所感"的戾气病因学说。叶桂（字天士）从卫气营血辨治温病，吴瑭（字鞠通）又在此基础上，参考刘完素三焦治疗湿热病理论，提出三焦辨证……以上可知，我们很难明确谁是温病学派的创立者，谁是追随者，诸多医家围绕温病这一时代问题共同努力，从而形成本学派。

关于从学说形成学派，张笑平、储全根[25]认为："一种新的学说究竟能否发展成为一个学派，取决于该学说所涉问题是否具有普遍性和实用性，具有者多数发展为学派，如刘完素的火热病机学说即是这方面的例证。反之，不具有者多半不能发展为学派，如缪希雍从刘河间、朱丹溪之观点而倡导中风主要为内虚暗风之说，即因局限于一病，不具普遍性而不可发展为学派。而喻昌（字嘉言）所倡导的大气论则因乏实用性，也不可发展为学派。""一种学说究竟能否融入基本理论体系，主要在于这一学说是否揭示普遍规律乃至是否填补某一方面的理论空白。其中，融入基本理论体系的主要有两类学说：一为前述脉诊和针灸经络学说，因为它们使原有的经典理论趋于系统化，从一开始即未超过原有的理论体系，再经后世医家的不断补充和完善，所以又很快成为由中医基本理论体系分化出来的相应学科，另一类则如温病学说，尽管曾与基本理论体系大相径庭，但随着它的不断充实提高，特别经过临床实践的证明，它恰当地填补了基本理论体系在这方面的空白，所以不仅最终融入基本理论体系，而且很快成为所分化出来的一门重要学科。迄今未融入基本理论体系的学说也有两种类型：一为与基本理论体系格格不入的一些学说，如吴有性的戾气说和唐宗海的三焦油膜说等；一为适用于特定条件下的一些学说，如刘完素的主火说和张从正的攻邪说等。"

（二）学派的组成

普列汉诺夫曾说过："在一个天才人物周围通常有整个学派出现。"中医学派常以人名来命名，体现出对学派创立者的尊重，刘河间的河间学派、张易水的易水学派以及国医大师张志远先生的志远学术流派均是以学派创建者来命名的。

学派创建者在学派建立过程中作出了开创性的工作，他们立足中医理论和自身临证经验，对医学问题进行深入思考和反复论证，付出了艰辛的努力，提出精辟的见解，从而形成相对稳定的学术体系和独特风格，吸引和影响了一批又一批的后来者，赢得了他们的崇拜和支持，再经过他们的不断补充、匡正、加深、加细，蔚然而成独树一帜的学派。

学派追随者在学习过程中，也依据以《内经》为核心的中医理论，符合当时的学术思潮，参照自身的哲学思想与临证经验，创新发挥了创立者的学术思想，从而发展了学术流派，有的在学派内部发展出流派。如刘完素创立"火热论"，认为外感六淫皆可化生火热，详于外感；刘完素三传弟子朱丹溪依据理学思想，认为东南之人湿热相火为病最多，其内伤火热思想即承自河间，又旁纳东垣，形成河间学派滋阴清热为主的丹溪流派。同时，部分追随者由于其创造性的工作，成为学派内部的中坚。如李东垣师承张易水，在洁古老人脏腑辨证基础上，详细论述脾胃在人体中的独特地位，发挥甘温除热的治疗法则，成为易水学派的中坚人物。如张介宾依据理学思想，引入易学阐释医理，阐释"太极—命门"观点，丰富发展了中医脏腑学说。

所以在学派核心学说的感召下，形成一批具有向心力、凝聚力的学者群，发展出有竞争力的学派。

（三）学派反映时代思潮

所谓思潮，是指一个国家或一个时代人们的注意力集中到某一个或几个认识对象上，并形成了一个群众性的认识运动。思潮是时代特色的集中反映，体现出新思想对社会认知的影响，中医学的变革与社会时代思潮密切相关。

中国传统文化以儒家文化为核心，中医学的发展与儒家存在密切联系。宋史研究泰斗邓广铭先生说："汉代的儒家学者，在其传授经典时，都是着重在章句训诂之学，而且师弟子代代相传，也都注重师法（也叫做家法）；门弟子递禀师承，训诂相传，莫敢同异，篇章字句亦恪守所闻。这样的学风，从汉代一直沿袭到唐代。唐代前期的儒家们所编纂的对诸经书的注疏，依然是承袭了南北朝以来正义、义疏的繁琐章句之学，与汉代的儒家们并无多大变化。宋代的学者，则大部趋向于义理的探索，而视名物训诂为破碎琐屑。"汉学重视章句训诂、师法家法，宋学重视义理探索，"宋学是作为汉学的对立物而出现的，它乃是汉学所引起的一种反动"[26]。

汉代初年，吸取秦朝灭亡教训，重视书籍整理，出现一批儒学大家，《汉书·儒林传》："汉兴，言《易》自淄川田生；言《书》自济南伏生；言《诗》，于鲁则申培公，于齐则辕固生，燕则韩太傅；言《礼》则鲁高堂生；言《春秋》，于齐则胡毋生，于赵则董仲舒。"董仲舒以"明教化""正法度"的大一统理念说服汉武帝，汉武帝采纳其"诸不在六艺之科，孔子之术者，皆绝其道，勿使并进"的建议，于建元五年春"置五经博士"（《诗》《书》《礼》《易》《春秋》），经学成为官学。明经取仕的选拔人才制度促进了儒家在社会的传播，《汉书·韦贤传》有"遗子黄金满籯，不如一经"的说法。经学发展之后，愈加繁琐封闭的弊端逐渐表现出来，如夏侯建治《尚书》时内容尚不多，夏侯建传之张长宾，张长宾传之秦延君，秦延君注《尚书》"增师法至百万言"，就过于繁琐了。

中医学发展过程中，隋代《诸病源候论》为第一部病因病机证候专著，有论而无方，唐代《千金方》《外台秘要方》，宋代《太平圣惠方》《圣济总录》受其影响，均复制其病机理论，而以收集方剂为主，有经学的影子。至金元，医家受理学影响，不再以方剂收集为务，多探讨疾病发生、发展、变化、转归的"道理"，也就是病机，是故火热病机、脏腑病机、脾胃病机、相火病机等递相发明，引起医学变革。清代儒学趋于保守，文人专攻"小学"，医家专注于对经典医籍的注释发挥，此类文献较多。

（四）学派反映社会生态

各个历史时期的气候特征、社会发展也会影响当时的医学特色，进而反映到学说上来。

张全明等[27]认为我国古代气候、经济大致经历了三个阶段。

第一阶段是从远古到西晋时期。从南北同步发展到北方远远超过南方。在新石器时代，长江中下游流域的农业发展水平和黄河流域相近。夏商周时代，黄河中下游地区的先民利用气候温润、地势平坦等有利的自然条件，大力发展农牧业、手工业和商业。战国秦汉时期，铁器和人工灌溉工程出现，农业区不断扩大，手工业和商业继续发展。东汉末年至西晋末年，北方长期战乱，经济遭到严重摧残，日益衰退，而南方地区由于社会稳定，经济得到全面发展。

第二阶段是西晋末年到隋唐五代，全国经济重心第一次在北方失而复得，并开始逐渐南移。十六国、南北朝时，经济重心在北方由消失到恢复，同时以长江、珠江流域为主的南方经济迅速发展，形成了新的江南经济中心。隋唐时期，黄河流域农业区不仅得到恢复，而且有了新发展，长江流域获得快速发展，我国封建经济空前繁荣。

第三阶段是五代辽宋金元明清时期,南北经济差距不断扩大,经济重心最终南移。由于北方战乱频繁,政治腐败,战乱中水利破坏殆尽,耕作粗放,唐中叶以后大面积毁林开荒,黄河中下游地区的森林覆盖率迅速下降,北宋以来,我国基本上处于第三和第四个寒冷期,北方地区干旱少雨,植被破坏很难恢复,导致农业衰败,手工业和商业随之萎缩。而南方社会一直相对稳定,北方人口大规模三次南迁(永嘉之乱、安史之乱、靖康之乱造成中原地区混乱,迫使汉族大规模的迁移),带来先进的生产工具和技术,增加土地需求,土地被高效开发利用,同时南方气候温暖,雨水充沛,土壤肥沃,适宜农作物的生长,南方农业发展带动手工业、商业的发展,我国经济重心最终由北方转向了南方。

气候、经济变化,人口、疾病也产生变化。从医家的籍贯来看,隋唐著名医家如孙思邈、王焘均是陕西人,金元医家如刘完素、张元素、李东垣均是河北人,张从正是河南人,刘完素传之于荆山浮屠,荆山浮屠将当时先进的北方医学带至南方,传之于罗知悌,罗知悌传之于朱丹溪,之后的著名医家如薛己、张介宾、叶桂、吴瑭等均为南方人,北方医家如王清任、张锡纯等数量较少。目前比较活跃的中医学派,如永嘉医派(温州)、钱塘医派(杭州)、吴中医派(苏州)、孟河医派(常州)、新安医学(安徽)、岭南医学(两广、港澳)等,南方的数量较多,这也反映出时代经济、人口、文化特征。

(五)学派反映地域特色

"一方水土养一方人",地域因素对学派发展的影响不容忽视。时代经济、文化特征造就了不同的地域文化,也对包括医生在内的知识分子从思考问题的角度、研究问题的方法、解决问题的手段等方面产生潜移默化的影响,从而逐渐形成学术传统,这些又经过师承授受凝聚成学术团体,发展成学派。

古代交通不便，信息闭塞，使不同地区的学术交流存在障碍。相同地域存在空间上的接近性，使学术交流比较方便，相同的文化背景、思维方式，增进了同乡之间的认同感，学术观点上也容易达成一致，从而有利于学术流派的形成。

始于宋，兴盛于明清的新安医学以故徽州（歙县、休宁、祁门、绩溪、黟县、婺源）为核心，地理位置上一府六县的格局相对稳定，以徽商为代表的经济力量，以徽学为代表的文化影响造就了新安医派，近千位医家，800余种著作构成辉煌的新安医学。明清时，江苏常州孟河交通便利，文化兴盛，人才汇聚，医家相互切磋，发煌古义，近求新知，逐渐形成以费（伯雄）、马（培之）、巢（崇山）、丁（甘仁）为代表的孟河医派。又如吴中（苏州）历史悠久，地理条件便利，宋代有太平惠民药局、济民药局等，药物资源丰富，发展至明、清时期，以薛己、叶桂、薛雪为代表的吴中医学在中医学中占有重要地位。

（六）学派具有较大的学术影响

中医学术流派不仅被当时医界所推崇，又能广及后世，对中医理论和临床发展产生影响。

如河间学派的"火热论"提出"六气过极皆可化火"，认为火热病机是六淫病邪的共同转归，同时提出"伤寒皆是热病"理论，将外感热病从《难经》"伤寒有五"的广义伤寒中剥离出来，为后世温病学派的发展奠定基础。易水学派李东垣以脾胃元气立论，认为元气不足，气火失调，会导致内伤发热病证。这一理论为后世朱丹溪所继承，丹溪又立"相火论"，将内伤发热学说由脾胃阴火推延至肝肾相火，明代薛己从六味地黄丸中悟出肝脾肾"足三阴虚"，认为虚损病证当以足三阴为主，清代叶天士认为肝胆脾胃虚损日久，"肝肾下病，必留连及奇经八脉，不知此旨，宜乎无功。"（《临证指南医案·诸痛》）又发展为奇经辨证。以上这些均是学派在理论发展上的建树。

三、中医学术流派的划分方法

（一）中医学术流派沿革

中医界对中医学术流派的划分存在较大不同，从近代著作和《中医各家学说》教材来看，基本存在以下几个方面。

谢观在《中国医学源流论》中将中医学术流派分为刘河间学派、李东垣学派、张景岳学派、薛立斋学派、赵献可学派、李士材学派六种，是本领域较早的划分方法。范行准在《中国医学史略》（1961年自印本）中提出河间学派、易水学派、东垣学派、丹溪学派、折衷学派、服古学派、叛经学派等。第2版《中医各家学说》认为学派的演变有三种类型，"一种是从《内经》里面，吸取其中有关的部分材料，为之归纳、演绎，成为某一种专门学说。""另一种亦以《内经》《难经》等学术思想为依据，结合其临床经验所得，从病机理论上发挥而自成一说者。""既学有师承，又能够发挥其所长自成一家言者，如张子和私淑河间火热之论，结合《伤寒论》汗吐下三法的运用，而为攻破一派；朱震亨再传河间之学，创'阳有余阴不足'的理论，形成养阴一派；李东垣学于张元素之门，从元素重视五脏虚实补泻的方法，结合《素问》'土常以生'之说，演变而为《脾胃论》一派"[28]，分为河间、易水、伤寒、温病四派。第4版《中医各家学说》（任应秋先生编著）增加了医经、经方、汇通三个学派。之后的第5、第6版《中医各家学说》教材将中医学术流派划分为伤寒、河间、易水、丹溪、攻邪、温补、温病七派。刘桂荣教授主编的国家"十三五""十四五"规划教材《中医各家学说》将中医学术流派分为师承、问题、哲学三类，体现了目前学派研究的新进展。

（二）中医学派的划分

按照不同的标准，存在不同的划分方法，常见的划分方法如下。

1. 师承性学派

依据师承授受而形成的学派，属于典型的中医学派类型。如刘完素开创河间学派，其弟子及再传弟子如荆山浮屠、罗知悌、朱丹溪等，私淑弟子如张从正、麻知几等。谢观《中国医学源流论·刘河间学派》：

医家新说盛于金元，而实起于北宋。有刘温舒者，始撰《素问入式运气论奥》三卷，而以《内经·素问遗篇》附刊其后，是为言运气者之始，沈括之徒深信之。又有寇宗奭者，撰《本草衍义》二十卷，始论及运气，前此所未有也。及刘河间出，而新说大盛。河间撰《素问玄机原病式》一卷，阐明六气皆从火化之理，又撰《宣明论方》三卷，其用药多主寒凉，始与《局方》立异。案：今本《河间六书》，乃明吴勉学所辑，凡《原病式》一卷、《宣明论方》十五卷、《病气机宜保命集》三卷、《伤寒医鉴》一卷、《伤寒直格方》三卷、《伤寒标本心法类萃》二卷、《伤寒心要》一卷、《伤寒心镜》一卷。考《保命集》为张元素所撰，《医鉴》马宗素撰，《心要》刘洪撰，《心镜》常德撰，实止四种。而《宣明论方》自序云三卷，今乃得十五卷，《标本直格》亦多窜乱。《四库书目》谓其竟出依托，勉学谬不至此，疑后来坊贾所为也。又《三消论》一卷，相传为河间书，周澂之有评注本。自是以后，《宣明论方》行于北，《局方》行于南，俨然成对峙之势焉。河间之学，再传而为罗知悌，由知悌传诸丹溪，大畅古方不可治今病之论，谓欲起度量、立规矩、称权衡，必于《素》《难》诸经。见戴良九《灵山房集》《丹溪翁传》。其所撰《局方发挥》，力辟温燥之弊，始明目张胆以与《局方》为难，其论治以补阴为主，虽曰自创一家，实则承河间而渐变焉者也。丹溪之书，凡《格致余论》一卷、《局方发挥》一卷、《金匮钩玄》三卷，皆有通行本。其《治法心要》八卷、《医要》一卷、《脉因证治》四卷，传本较少，周澂之以《金匮钩玄》同刻入《医学丛书》中。又《脉诀指掌病式图说》一卷、《医学发明》一卷、《活法机要》一卷，惟《古今医统》中有之。与丹溪同宗河间者，有张子和所著《儒门事亲》，多以攻伐为宗。传丹溪之学者，有戴原礼，尝著《推求师意》一书，以阐丹溪之学。原礼之学，传诸祁门汪机，所著《石山医案》，亦皆以丹溪为宗。此书凡三卷，实机弟子陈桷所编，坊刻《石山》八种。于此书外，又有《素问钞》三卷、《运气易览》三卷、《外科理例》六卷、《痘治理辨》一卷、《针灸问答》二卷，皆机作。其《脉诀刊误》二卷，实戴启宗之书，《推求师意》二卷，则机所辑戴原礼之书也。而浙中之同时景从者，又有虞抟、王纶，亦丹溪一派之学也。纶所撰《明医杂著》，主寒凉最甚。

师承性学派以师承关系作为纽带，通过师生传承凝聚一批学者，如河间学派、易水学派，成为中医学术的主体。

2.问题性（专题性）学派

以研究某一重大专题为核心的学术群体，称为问题性学派，如伤寒学派、温病学派等。伤寒学派，任应秋先生将其分为宋以前伤寒八家，明清伤寒三派以及近代五大家。如谢观《中国医学源流论·伤寒学学派》：

诸古书中，诸家言错简最甚者，尤莫如《伤寒》……伤寒有五，有中风、有伤寒、有湿温、有热病、有温病。伤寒有五之伤寒，是总称外感兼包风寒湿热而言。有伤寒之伤寒，指外感中之伤于寒者也。《外台》所集论伤寒者凡八家，张仲景、王叔和、华佗、陈廪、丘范、《小品》《千金》《经心录》，惟仲景有专书传世……故自宋而后，论伤寒之书亦独多，成氏《明理论》而外，其著称者，有若庞安时之《伤寒总病论》，许叔微之

《伤寒发微论》《百证歌》，朱肱之《南阳活人书》，韩祗和之《伤寒微旨》，杨士瀛之《伤寒活人总论》，郭雍之《伤寒补亡论》，或阐其义，或补其方。于仲景书，原不尽主墨守，即明代支离灭裂如陶节庵，亦未尝以错简为言，乃自方中行著《伤寒论条辨》后，而喻嘉言之《尚论篇》继之，始谓叔和编次，于原书次第，已有改移，无己作注，又多窜乱，遂各以己意更定。自是以后，此风大扇，张路玉则有《伤寒缵论》及《绪论》，黄坤载则有《伤寒悬解》，吴仪洛则有《伤寒分经》，程郊倩则有《伤寒论后条辨》……无不以错简为言，其说亦不为无见。然以此论医理，则可谓各抒所得。（有删节）

3. 地域性学派

依据特定地域或者文化氛围为基础形成的学派，如齐鲁医派、新安医学、海派中医、孟河医派、吴中医派、岭南医学等。

4. 特殊学派

无法确切归类的学派，主要包括以哲学为基础理论的一类学派，如儒医、道医、佛医。

"儒医"之名出于宋代，受宋代士大夫阶层重视医药的影响，儒者习医成风，故有是名。宋代洪迈《夷坚甲志·谢与权医》："有蕲人谢与权，世为儒医。"《宋会要辑稿》："朝廷兴建医学，教养士类，使习儒者通黄素，明诊疗，而施于疾病，谓之儒医，甚大惠也。"儒医常以儒学理论指导医术，故《顾松园医镜·医道积习通弊论》："读书穷理者曰儒医"。儒医著名者，如汉代的仓公、华佗，金元的张从正、朱丹溪等。张从正禀"唯儒者能明其理，而事亲者当知医"，著《儒门事亲》；朱丹溪《格致余论·序》："《素问》，载道之书也。词简而义深，去古渐远，衍文错简，仍或有之，故非吾儒不能读"。儒医一般传统文化功底深厚，善于将儒家思想融入医理之中，同时儒家的"孝亲"思想也有助于医德的形成。

道家与医家均源于上古之巫，同样关注人的身体、健康、疾病等问题，阴阳学说、五行学说均是两家常见的说理方法，二者存在天然的联系。早期的道医学多承袭自巫术，以符水、跪拜、咒说为人治病，在汉代《太平经》中有《草木方诀》《生物方诀》，使用药物为人治病。魏晋时期著名道医葛洪主张神仙养生为内，儒术应世为外，同时反对巫术医学，《抱朴子·道意》载："碎首请命，变起膏肓，而祭祷以求痊，当风卧湿，而谢罪于灵祇，饮食失节，而委祸于鬼魅，蕞尔之体，自贻兹患，天地神明，曷能济焉？"宋代朱肱、金元时期刘完素等皆为道医。

东汉明帝永平年间派使去西域取回《四十二章经》，标志着佛学传入中国。在传播的过程中，借医宏佛是其传播的一种方式。同时，唐代佛法昌盛，著名医家孙思邈、王焘在其著作中均引入佛学理论来阐释疾病。如佛教认为地、水、火、风是构成世界的基本元素，一切物质都是"四大"所生。《圆觉经》载，由地、水、火、风四大和合而成人身。地大，地以坚碍为性，如人身中之发毛、爪齿、皮肉、筋骨等均属之；水大，水以润湿为性，如人身中之唾涕、脓血、津液、痰泪、大小便等均属之；火大，火以燥热为性，如人身中之暖气属之；风大，风以动转为性，如人身中之出入息及身动转属之。一大不调，百一病生，四大不调，四百四病同时俱作。《备急千金要方·诊候》记载："经说，地水火风，和合成人。凡人火气不调，举身蒸热；风气不调，全身强直，诸毛孔闭塞；水气不调，身体浮肿，气满喘粗；土气不调，四肢不举，言无音声。火去则身冷，风止则气绝；水竭则无血，土散则身裂，然愚医不思脉道，反治其病，使脏中五行共相克切，如火炽然，重加其油，不可不慎。凡四气合德，四神安和。一气不调，百一病生；四神动作，四百四病，同时俱发。又云：一百一病，不治自愈；一百一病，须治而愈；一百一病，虽治难愈；一百一病，真死不治。"在药物治疗方面,《千金翼方·药名》记载:"论曰:有天竺大医者耆婆云:天下物类皆是灵药,万物之中,无一物而非药者。斯乃大医也。"中医著名医家,如喻昌、李中梓是为佛医。

从以上分类可以看出,上面的分类方法均侧重于从一个方面来进行分类,由于医家个人的复杂性,同一个医家有可能归属不同的学术流派。如薛己,从师承性学派角度属于易水学派,又是中医外科薛己派的创立者,同时属于吴中医派、儒医等,这些都是从不同角度对医家的认识。

(三)学派研究中常见问题

1.学派与流派不分

如前所述,学派与流派之间存在概念上的区别,但目前此认识并未普及,仍然存在二者混淆的情况。如基于师承授受,河间学派包括刘完素、张从正、朱丹溪等大家,但由于历史划分的影响,有的教材仍然使用寒凉派、攻邪派、滋阴派等名称,混淆了学派与流派的关系。

伤寒学派是以研究《伤寒论》为主的问题性学派,以伤寒学说为核心思想。结合个人学术研究,不同的伤寒学家存在较大的差异,如庞安时治伤寒"主要是从病因、发病入手";朱肱"从经络立论",着重探讨"六经方证的定位与定性问题";成无己则是全面注释《伤寒论》,并对《伤寒论》五十个主要症状进行了辨析。有的学者认为,治《伤寒学》的流派之始,实为明代方有执倡言错简开其端,后喻嘉言、程郊倩等从之,形成一说,持此论者,常驳斥王叔和与成无己。与之相反,有奉叔和之说的张卿子、张志聪等人另持一说。又有医家,认为《伤寒论》是辨证论治之本,但凡有利于辨证论治,不必多争论于错简、旧论间,此可称为辨证学说。这里学派与流派之间的关系存在混淆。

2.学科与学派不分

学科是学术的分类,是指一定科学领域或一门科学的分支。《汉书·艺文志·方技略》将中医文献分为医经、经方、房中、神仙四类，这四类是我们现在所说的学科，而非学派。马王堆汉墓出土的古医书在整体上可划分为医经、经方、房中、神仙四类，如属于"医经"者有《足臂十一脉灸经》《阴阳十一脉灸经》《脉法》《阴阳脉死候》；属于"经方"者有《五十二病方》等；属于"房中"者有《合阴阳》《天下至道谈》等；属于"神仙"者有《却谷食气》《导引图》等。

学科之下可再划分学派，如医经学科有《黄帝内经》《黄帝外经》《扁鹊内经》《扁鹊外经》《白氏内经》《白氏外经》《白氏旁经》七种，可依其名称分为黄帝、扁鹊、白氏三派。

3. 忽视医家之间的内在联系

医家之间存在着师承、私淑关系，在学术上也存在传承关系，如果单纯从医家学术思想的侧重上区分学派，就会忽视以上关系带来的内部联系。

任应秋先生认为："传刘完素之学的，有两大医家。一为张从正，一为朱震亨……河间之学到了朱震亨又为之一变，而为河间学派之滋阴论者。"[29]是故几位医家间存在师承授受关系，应归为一派。《中医各家学说》第5、第6版教材将河间学派分为攻邪学派、丹溪学派，将易水学派分出温补学派，这就忽视了医家之间的联系，单纯从学术上划分了。秦玉龙指出："刘完素提出六气皆能化火之说，侧重外感火热病的研究。其三传弟子朱震亨大倡阳有余而阴不足之说，力主抑制相火，保护阴精，于内伤火热病的研究最有成就。张从正私淑完素之学，虽言风从火化，湿与燥兼，临床也多采用刘氏之方，但不专主'兼并同化'。唯以病由邪生，攻邪已病立说。彦修诸子学虽宗丹溪，但不囿于丹溪，主张外感法仲景，内伤法东垣，热病用河间，杂病用丹溪。河间学派诸家于火热之说，各有发明，各尽其妙用，均足资取法。然而，五版教材却不顾师承，人为地将其划分为河间学派、攻邪学派、丹溪学派。表面看来纯洁了各派学术观点,实际缩小了河间学派的学术内涵,削弱了河间学派在祖国医学史中的地位。"'易水学派是以脏腑证候的病机及治疗作为研究课题。张元素按脏腑的寒热虚实来分析疾病的发生与演变,对李杲产生很大的影响,其创立'内伤脾胃,百病由生'论点,发明升阳泻火与甘温除热的用药法度,为后世称道。传元素、李杲之学的是王好古,其着重发挥三阴阳虚之证。罗天益师事杲,独详于三焦的辨治。私淑易水学说最有成就的是薛立斋、张介宾、赵养葵及李中梓。薛立斋于临床脾肾并重。张介宾倡'阳非有余,阴常不足'之论,创制左归、右归之名方,实为阴阳两补之巨匠。赵养葵侧重肾命水火之说,以肾命概括脾胃。李中梓重视先后二天,兼顾脾肾。易水学派的研究以脏腑病机为核心,特别重视精气虚损一面,尤以脾肾虚损最为突出,临证治疗又偏于温补,故后世径称之为温补学派。五版教材则将易水学派肢解为二,把薛立斋、张介宾、赵养葵、李中梓分出,加上孙一奎而另立温补学派,并称这个学派是在批判明代苦寒时弊的不良风气中崛起。不顾学术思想的渊源,以偏概全,达到了令人费解的地步。"[30]

第三节 中医学术流派的影响

"所与交友,必也同志。"(《后汉书·刘陶传》)在相同的理念之下聚集起来的一批中医学者,建立和发展了中医学术流派。中医学术流派通过内部相互继承、相互启发,学派间相互论辩,繁荣发展了中医学。

一、学派是医学理论创新的土壤

面对当时社会出现的医学新问题,医家提出一系列主张和方法,在继承争鸣的过程中,开拓医学研究的新领域,建立中医学新理论。随着中医学派的不断涌现,一批批新的医学理论得以创立,从而有力地推动了中医学的发展。纵观中医发展史，不难看出各种理论的建立，大多具有中医学术流派的影子，多是在学派论争中建立和发展、传播的。

如刘完素同朱肱《南阳活人书》的寒热之争为外感热性病的诊治打开了新局面。刘完素认为"今伤寒为作汗之病气者，乃阳气怫郁而否极复泰，即热气蒸蒸而为汗出也。如天时阳热亢旱，否极而泰则复为雨也。故欲雨则天乃郁热，晴霁则天气反凉。人凉则病愈，热在病在。故病寒者，自是寒病，非此汗病之气也。"认为"伤寒直云热病，诚非寒也。"河间学派马宗素撰《伤寒医鉴》，将完素学说与《南阳活人书》一一比较，进一步论证了伤寒为热病，"《内经》直言伤寒为热病者，言一身为病之热气也。以至仲景直言伤寒者，言外伤之寒邪也。以分风寒暑湿之所伤，主疗不同，故只言伤寒，而不通言热病也"。基于此，刘完素以葱豉汤、六一散治疗热邪在表，以防风通圣散、双解散表里双解，突破了伤寒先表后里的成规，以黄连解毒汤、三一承气汤等攻里，从而开辟外感热性病治疗的新门径。易水学派张元素以脏腑辨证立论，至李东垣已对滥用苦寒颇有微词，之后的张介宾有《辨河间》《辨丹溪》之论，对刘河间、朱丹溪之说大加贬斥，言"使刘朱之言不息，则轩岐之泽不彰，是诚斯道之魔，亦生民之厄运也。"河间易水之争促进了中医学外感、内伤病诊疗的发展。

二、学派是中医学发展的动力

从中国医学史角度来看，著名医家通过特色学术思想相互争鸣是推动医学发展的主要动力。中医学派作为具有类似学术思想的集合，在互争雄长的过程中，成为推动中医学术发展的主力军。

从学派研究的角度来看，学派的内部分化和学派间的争鸣是推动中医学发展的主要形式。学派的内部分化是一种规律性现象，是由于学派成员间由于时代变迁、地域区别、个人哲学倾向和成长历程不同而出现分化的现象。如金元时期的河间学派，创始人刘完素为道医，侧重外感六淫化生火热病机；张从正为儒医，"其法宗刘守真，用药多寒凉"，擅长以汗、吐、下三法治疗疾病；朱丹溪为理学大家，亦为儒医，他将理学引入医学，将理学的"存天理，灭人欲"的旗帜转化为医学"湿热相火为病最多"的内伤热证病机观点，倡导滋阴降火。这些医家的研究均立足于火热病机，但内容各有侧重，从多个角度反映了火热病的传变规律和治疗特点。

中医学派的外部对立争鸣促进了医学发展。中医学史上著名的伤寒温病之争、河间易水之争、补脾补肾之争均在阐明医学道理上发挥了重要作用。如河间易水之争，刘完素与张元素皆今河北人，又处同一时期，两人学说均以病机为议论中心，但由于侧重外感内伤病的不同而存在争议。刘完素以运气学说立论，以"亢则害，承乃制"为主要病机观点，强调火热病机的普遍性，治疗多用辛甘寒凉。张易水也重视五运六气变化盛衰对疾病的影响，以寒热虚实四纲论脏腑病机，认为"养正积自除"，重视温补方剂。刘、张在世之时，争议不显，张元素著《医学启源》以教李杲（号东垣老人），卷二即是引用河间著作，东垣也在著作中对河间多是肯定，但后世弟子形成两派，多有攻讦。虽然河间、易水两派相互争鸣，但两家又都是在反对《太平惠民和剂局方》（简称《局方》）的基础上建立其自身理论的，又存在共识。作为河间嫡传弟子的朱丹溪在学术上更加偏重于李东垣，是故李中梓在《医宗必读·四大家论》有"（丹溪）此亦阐《内经》之要旨，补东垣之未备，而成一家言者也。内伤虽深危之症，东垣倡论于前，丹溪补遗于后，无余蕴矣。"所以学派之间、医家之间的关系错综复杂，并非单纯的支持、对立两种态度，多是你中有我，我中有你，在保持自身特色前提下，相互交流，相互补充中共同发展。

三、学派是医学传播的途径

中医学派针对当时医学界存在的重要问题，提出自己新的看法与见解，建立自己的核心理论后，就存在将理论广泛传播的需求。学说理论如果没有弟子继承阐扬，广为传播，形成大范围的美誉度，就只能为一家之词，经不起历史的选择。学派传播既是学术流派形成发展过程中的一个极为重要的环节，也是学术流派的理论和方法得以扩大影响的一个重要途径。以河间学派为例：刘完素为河间学派创始人，弟子有穆大黄、荆山浮屠等。其后荆山浮屠又传于罗知悌，罗知悌再传于朱震亨，朱震亨又传之于戴思恭，以至于远播日本，在历史上形成较大的影响，河间之学绵延不绝。

四、学派是人才培养的基地

西汉学者刘歆认为先秦诸家之学出于"王官"，如儒家出自"司徒之官"，道家出自史官等，这反映出早期的文化知识由官府所独占。春秋时期，商代贵族后裔孔子提倡"有教无类"，不以身份地位为就学门槛，使"学在四夷"，建立以师承教育为主体的私学，被后世尊称为"万世师表"。之后，先秦诸家均以传授生徒为职。医家最早也来自王官，从《史记·扁鹊仓公列传》中扁鹊、仓公得"禁方"可以推测，早期的医学知识也是流传自官府。中医学在民间较为流行的人才培养方式是家传和师承。如南北朝时期著名医家徐之才，从他的五世祖徐熙以下传至他的兄弟，六代之中就有十一个名医，是中医教育史上有案可稽的最早的家族相传实例。家传教育形式保持了"医术秘不外传"的禁忌，对医学传播有其不利影响。

中医学派以跟师学徒的教育体制培养了一批又一批医学人才,因此说学术流派本身就是培养医学人才的教育单位。学派中德高望重、博学多才的导师是学术流派的代表人物,也是医学教育的主体,在他们的精心教育下,学派理论得到广泛传播,培养出一代代学派人才。如钱塘医派,是以张卿子为开山,以张志聪、张锡驹为中坚,以高世栻、仲学辂为传承代表,以侣山堂为主要活动场所,集讲学、研究与诊疗活动为一体,提出伤寒学说以维护旧论为学术主张的医学流派。清康熙三年(1664),张志聪在杭州"胥山之阴,娥媚之麓"建造侣山堂。《清史稿》:"明末,杭州卢之颐,著书讲明医学。志聪继之,构侣山堂,召同志讲论其中,参考经论,辨其是非。自顺治中至康熙初,四十年间,读轩岐之学者咸归之。"钱塘医派以侣山堂为教学基地,延续办学三十余年,讲学论道,著书立说,培养了一批又一批医家,撰著医书近百种,是中医教育史上辉煌的一篇。

参考文献

[1] 罗竹风. 汉语大词典: 第4卷 [M]. 上海: 汉语大词典出版社, 1989: 246.

[2] 中文大辞典编纂委员会. 中文大辞典: 第9册 [M]. 台北: 中国文化研究所, 1982: 351.

[3] 辞海编辑委员会. 辞海 [M]. 上海: 上海辞书出版社, 1979: 1126.

[4] 陈文林, 邹甲申. 自然辩证法词典 [M]. 南京: 江苏教育出版社, 1980: 184.

[5] 振兴, 高明. 当代国语大辞典 [M]. 台北: 百科文化事业股份有限公司, 1984: 361.

[6] 哲学大辞典·马克思主义哲学卷 [M]. 上海: 上海辞书出版社,

1990：720.

[7] 罗庆文.论学派[J].科学学与科学技术管理,1981(3)：39.

[8] NO.A.赫拉莫夫.科学中的学派[J].科学学译丛,1983(1)：40.

[9] 盛宗范,黄伟合.简论学派[J].江淮论坛,1986(1)：1.

[10] 沙勇忠.学派与学术争鸣[J].科学学研究,1997(1)：24.

[11] 罗竹风.汉语大词典：第5卷[M].上海：汉语大词典出版社,1990：1266.

[12] 中文大辞典编纂委员会.中文大辞典：第19册[M].台北：中国文化研究所,1982：206.

[13] 中文大辞典编纂委员会.中文大辞典：第19册[M].台北：中国文化研究所,1982：205.

[14] 中国社会科学院语言研究所词典编辑室.现代汉语词典[M].北京：商务印书馆,1978：725.

[15] 张家平.小议流派[J].中文自修,1987(5)：39.

[16] 马良春.流派有别,名无固宜[J].百科知识,1984(2)：26.

[17] 傅世垣.中国大百科全书·中医[M].北京：中国大百科全书出版社,2000：498.

[18] 孟庆云.论中医学派[J].医学与哲学,1998(8)：432.

[19] 徐国经.如何认识中医学术流派[J].中医杂志,1990(1)：58.

[20] 盛维忠.谈中医学派的划分[J].中医杂志,1990(1)：58.

[21] 刘时觉.永嘉医派研究[M].北京：中医古籍出版社,2000.

[22] 鲍晓东,张承烈,胡滨.试论"钱塘医派"的治学态度与方法[J].浙江中医学院学报,2003(5)：13.

[23] 张孝芳.吴门医派的渊源及拓展[J].江苏中医药,2003(4)：49.

[24] 施琴.孟河医派脾胃病养护特色[J].江苏中医药,2004(7)：48.

[25] 张笑平,储全根.《中医各家学说》研究任务刍议[J].安徽中医学院学报,1989(3)：86-88.

[26] 邓广铭.《邓广铭治史文稿》[M].北京：北京大学出版社,1997：165.

[27] 张全明,张翼之.中国历史地理论纲[M].武汉：华中师范大学出版社,

1995：169-220

［28］北京中医学院.中医各家学说［M］.上海：上海科学技术出版社，1964：14-26.

［29］任应秋.学派争鸣在祖国医学发展中的贡献［J］.上海中医药杂志，1979（5）：41-43.

［30］秦玉龙.学派刍议：兼谈五版教材《中医各家学说》中存在的几个问题［J］.天津中医学院学报，1995（4）：36.

第二章 河间学派

第一节 概述

河间学派是以宋金时期河北河间著名医家刘完素为代表的一个医学流派,以阐发火热病机,善治火热病证为特色,在中医学术发展史上具有重大学术影响力。刘完素在研究《素问》《伤寒论》的基础上,提出"六气皆从火化"的观点,阐发六气病机,并以善用寒凉药物治疗火热类疾病而著称,故有"热病用河间"之说,学派形成之初侧重于外感病的火热病机、病证。其后则渐及内伤杂病之火热病机、病证,或涉及各种外感、内伤之实证。

关于河间学派的概况,谢观在《中国医学源流论》中说:

及刘河间出,而新说大盛,河间撰《素问玄机原病式》一卷,阐明六气皆从火化之理,又撰《宣明论方》三卷,其用药多主寒凉,始与《局方》立异。自是以后,《宣明论方》行于北,《局方》行于南,俨然成对峙之势焉。河间之学，再传而为罗知悌，由知悌传诸丹溪，大畅古方不可治今病之论，谓欲起度量、立规矩、称权衡，必于《素》《难》诸经。其所撰《局方发挥》，立辟温燥之弊，始明目张胆以与《局方》为难，其论治以补阴为主，虽曰自创一家，实则承河间而渐变焉者也。与丹溪同宗河间者，有张子和所著《儒门事亲》，多以攻伐为宗。传丹溪之学者，有戴原礼，尝著《推师求意》一书，以阐丹溪之学。原礼之学，传诸祁门汪机，所著《石山医案》，亦皆以丹溪为宗。而浙中之同时景从者，又有虞抟、王纶，亦丹溪一派之学也。

任应秋先生对河间学派发展的脉络，曾用"二歧三变"加以概括：

河间之学，实以五运六气之讳说立，而以火热之显学用；以火热之一说倡，而以阴阳虚实、气血痰郁诸法成。凡二歧而三变。二歧者，一歧于张从正，再歧于罗知悌也。以完素六气从火说，并非纯主乎攻者，而从正则惟攻是务，此一歧也；完素主乎清散，从正主乎攻破，罗知悌既承于刘张之学，又兼采东垣，法乎温补，此二歧也。三变者，一变于罗知悌，再变于朱震亨，三变于王纶、虞抟、汪机诸子也。罗知悌攻补兼用，是为一变；朱震亨倡言阳有余阴不足，是为二变；王纶、虞抟、汪机诸子兼采仲景、钱乙、东垣诸说，一断乎丹溪，是为三变。

刘完素亲炙之学者，有穆大黄、马宗素、荆山浮屠、董系等。

刘完素，金代著名医家，代表著作有《素问玄机原病式》《医方精要宣明论方》《三消论》等。他的火热理论，源于《素问·热论》和《素问·至真要大论》病机十九条，其主要内容为"六气皆能化火"，临床分表里证辨治之，火热在表，治以辛凉甘寒；火热在里，用承气诸方；表证兼内热者，防风通圣散，双解散，或天水散、凉膈散同用以表里双解之。自刘完素后，有关火热证的理法方药便自成体系。

马宗素，《宋以前医籍考》云："宗素亦金人，当得亲炙于守真之门者。"代表著作有《伤寒医鉴》一卷，全书旨在反映刘完素论伤寒的观点，倡导刘完素"人之伤寒则为热病，古今一同，通谓之伤寒"（《伤寒医鉴·论六经传变》）及"六经传变皆是热证"（《伤寒医鉴·论汗下》）之说。马宗素为发挥刘完素研究《伤寒论》的观点作出了贡献。

荆山浮屠，《明史·方技·戴思恭传》云："震亨……学医于宋内侍钱塘罗知悌。知悌得之荆山浮屠，浮屠则河间刘守真门人也。"可知其学一传于罗知悌，再传于朱震亨，使河间之说由北方而传到南方，荆山浮屠无著作传于世。

罗知悌，元代医家，著作不详。宋濂《丹溪先生墓表》云："罗司徒知悌，宋宝佑中寺人，精于医，得金士刘完素之学，而旁参于李杲、张从正二家。尝言医学之要，必本于《素问》《难经》，而湿热相火，为病最多，人罕有知其秘者。兼之长沙之书，详于外感，东垣之书，详于内伤，必两尽之，治病方无所憾，区区陈、裴之学，泥之且杀人。"

罗知悌之学再传于朱震亨，使河间之说由北方而传到南方。南方疾病，湿热较多，湿热和火热因其病机不同，若盲目地沿用刘完素治火热之法，则阴精易亏，相火易动，因此，悟出"阳有余，阴不足"的道理，认为治阴虚火旺诸证，不仅需泻火，还要养阴，而开后世滋阴派之先河。丹溪学术思想以养阴为主要特色，于气、血、痰、郁、火诸证的治疗亦颇多发挥，每被后世奉为圭臬，对其后的医学流派也产生了深远的影响，其倡导的"相火论"成为后世温补流派诸家论命门之火的理论依据。温病学派诸家擅长的救阴、滋液、填精之法的创立，无不受丹溪滋阴理论的影响。传震亨之学者，有赵道震、赵良仁、戴垚、戴思恭、王履、刘叔渊等，最有成就者，当推戴思恭、王履。私淑震亨,传其学者有汪机、王纶、虞抟等,尤以汪机、王纶成就最为卓著,均能取长补短,而不拘于一格。

赵道震,《定远县志》云:"凡轩岐以下诸书,靡不精究。受学丹溪,所造益深。洪武己巳,徙籍定远,活人颇多,未尝言利。"因其著作《伤寒类证》未见有传世之本,故其学术思想亦无从所知。

赵良仁,《苏州府志》云:"少试吏宪司,即弃去,从丹溪朱彦修学医,治疗多有奇效,名震浙西东。所著《医学宗旨》《金匮方衍义》并《丹溪药要》等书。"其中《医学宗旨》《丹溪药要》两书均未见,《金匮方衍义》亦未能详刊,至康熙年间经周扬俊补注,名为《金匮玉函经二注》之后,始有传本。该书是研究仲景学说的专著。

戴垚,因其母病死于庸医之手,于是弃儒从医,率其子戴思恭徒步至义乌,拜师于朱震亨。《历代名医列传》云:"当时游丹溪之门者,弟子颇多,惟元礼父子最得其传。"

戴思恭,明代医家,比较完整地继承了朱丹溪的学术思想,为其得意弟子,代表著作有《推求师意》《证治要诀》等书,阐发其师朱丹溪的"阳有余阴不足论"及论治杂病的心得,尤其是他所发挥的气、火、阴血、痰、郁等病症的病机和证治,发展了丹溪乃至河间研究火热的学术思想。

王履,明代医家,《明史列朝诗集》载:"精医药,从金华朱彦修游,尽得其传。"代表著作有《医经溯洄集》。其学继承丹溪"起度量,立规矩,称权衡,必也《素》《难》诸经"之说,于《内经》《难经》理论多有独到见解,并推崇伤寒温暑为治不同的理论,充实了河间火热论。

刘叔渊,明代医家,其子刘纯所著《医经小学》序云:"昔丹溪朱先生以医鸣江左,家君亲从之游,领其心授。纯生晚学陋,承亲之训有年矣。"可惜刘叔渊之学未传,只能从刘纯著作中窥测一二。刘纯实为朱丹溪的再传弟子,其增续徐彦纯的《医学折衷》,更名为《玉机微义》,反映了朱氏论治杂病的学术思想。

私淑朱震亨，传其学的，则有汪机、王纶、虞抟、徐彦纯等，尤以汪机、王纶成就最为显著。

汪机，明代医家，代表著作有《石山医案》《医学原理》《伤寒选读》《外科理例》《针灸问对》等，其学源于朱震亨，重视阴血，亦受李东垣之影响。倡脾胃为元气之本，创"营卫论"之说，倡卫有余营不足论，擅长以参、芪补营之不足。

王纶，明代医家，代表著作有《明医杂著》《本草集要》等。其承丹溪之衣钵，强调补阴，更是对朱氏杂病论治经验进行了高度的概括，强调"丹溪先生治病，不出乎气、血、痰，故用药之要有三：气用四君子汤，血用四物汤，痰用二陈汤。又云久病属郁，立治郁之方，曰越鞠丸"，后世遂有"杂病用丹溪"之说，进而指出："盖气、血、痰三病，多有兼郁者，有郁久而生病，或久病而生郁，或误药杂乱而成郁"。王纶继李东垣之后，对发热进行了深入的剖析，从病因、病机方面阐发外感内伤发热之不同，并主张分辨表里轻重分别治疗。

虞抟，明代医家，代表著作有《医学正传》《方脉发蒙》《苍生司命》《证治真诠》等，其曾叔祖虞诚斋"与丹溪生同世，居同乡，于是获沾亲炙之化，亦以其术鸣于世"。遂世代相传，皆以丹溪为宗，其亦"承祖父之家学，私淑丹溪之遗风"，对丹溪杂病心法进行了深入剖析，在其《医学正传》论述的各个病证里，都列有"丹溪要语""丹溪心法""丹溪活套"等内容，对丹溪的"阳有余阴不足论"亦颇多发挥。他在继承祖父丹溪学术思想的同时，总结了自己的实践经验，提出了许多新的医学理论，如"两肾总号命门""三焦腔子之说"等，为后世医学发展作出了贡献。

徐彦纯，明代医家，精于医术，尤长于本草。尝以《内经》为本，汇集金、元著名医家刘完素、张洁古、李东垣、张从正、朱震亨等诸家之说，著有《医学折衷》，后经明刘纯增续更名为《玉机微义》。后又取金元名医家张洁古、李东垣、王海藏、朱震亨、成无己等关于本草方面的论述，编写《本草发挥》三卷，共录药近三百种，多为明初医生用药所参考。

略先于朱震亨而私淑刘完素之学者，有葛雍、镏洪、张从正及弟子麻九畴、常德等。

葛雍，字仲穆，《医籍考》云："编《河间刘守真伤寒直格》三卷，亦为传河间之学者。"镏洪，代表著作《伤寒心要》，《伤寒辨注》云："其论伤寒，大率以热病为主，此得河间之一偏。"葛雍、镏洪两位医家，虽非刘完素门人，却是最守刘完素火热论的，其著作之内容，尤其是立论之旨，与马宗素之《伤寒医鉴》基本一致。

张从正，金代著名医家，《金史》载："其法宗刘守真，用药多寒凉。"其阐发河间六气病机之旨，尝有"风从火化，湿与燥兼"之论，并认为风、火、湿、燥，皆为邪气，邪留正伤，邪去正安，故治法以攻邪为本，遂成为攻邪派的师祖。是河间之学传之张从正，又为之一变。张从正的攻邪学说抨击了宋金一些医家盲目投补给病人带来的严重危害，为纠正医界的不良时弊起到了积极作用，其学术经验阐发了攻邪祛病的道理，使《内经》有关论述得以发扬，并在临床上得到了验证。攻邪学说充实和发展了中医辨证论治体系，对后世医界产生了深远影响，为明清温病学派开创了先河，奠定了理论基础，指出了治疗方向。吴有性《温疫论》首要祛邪，强调下法。其后叶桂、薛雪、吴瑭、王士雄等温病学家又有所发展和创新，均有攻邪学说之内容。

张从正的入室弟子有麻九畴、常德。私淑从正之学的有李子范。

麻九畴，长于经史，《归潜志》云："晚更好医方，与名医张子和游，尽传其学。"子和所著书，多半出于麻九畴之手。张颐斋序《儒门事亲》曰："宛丘张子和出……兴定中，召补太医，居无何求去，盖非好也。于是退而从麻征君知几、常公仲明辈,日游灉上,相共讲明奥义,辨析至理……一法一论,其大义皆子和发之,至于博之于文,则征君所不辞焉。议者咸谓,非宛丘之术,不足以称征君之文,非征君之文,不足以弘宛丘之术,所以世称二绝。"唯本人并无医学著作流传后世。

常德,字仲明,镇阳人。代表著作有《张子和心镜》,首论刘河间双解散,及从正增减之法,其余都属于刘完素、张从正二家的绪论。

李子范,《儒门事亲·后序》云:"有隐士林虑李君子范者,以其有老母在,刻意岐黄,及得是书,喜而不舍,遂尽得宛丘之传。"则李子范为私淑从正之学而有心得者。

总之,河间学派始于金元,薪传数百年,极大地丰富了中医学对火热病的认识,促进了病机学说的发展,对后世医学流派的创立影响很大。如金代张从正,私淑河间之学而立"攻邪派";元代朱震亨,承河间之学,结合东垣、子和学说而创"滋阴派";明清温病学诸家,遥承河间之学,发展成为温病学派,成为中医学术史上最具学术影响力的学派之一。

从河间学派的整个学术内容来看,主要研究的是火热证的病机和治疗。由于医家所处地域不同,治疗对象各不相同,因此提出了各自不同的主张。不可否认,其学术见解也会有局限性。但若将各位医家的学术思想进行汇集整理,就会形成比较全面的理论;比较其不同的主张,进行必要的取舍,也就会上升为比较正确的理论。例如,从火热疾病的病因学来看,既可由外感而成,也可由内伤而生。但人体禀赋有强弱之不同,地区有南北之不同,气候有四时变化之不同,因而同是外来火热,其表现之证候,就会有虚实表里的不同。邪实者,寒凉为治;邪火内炽者,又当通里攻下。若邪未实而正即虚者,则祛邪首应顾其本虚,或扶正祛邪。临床诊疗,先察受病脏腑,再分析其病机,进而论治。肾虚火动者,则滋水而降火;肝郁化火者,当柔肝以散火;脾蕴湿浊而为热者,宜理脾化湿以除热；痰火蒙心者，宜豁痰清心泻火；胃火内炽者，应降胃气而引火下行。取各家之"偏"而得其全，熔诸家之长于一炉，则河间学说得到发扬，临床疗效也可大大提高。

第二节 主要医家介绍

一、刘完素

（一）生平和著作

刘完素，字守真，号通玄处士。金代河间（河北河间县）人，后人称其为刘河间，约生活于公元1120—1200年（宋大观四年至金承安五年），为金元时期著名医家。他一生重视对《内经》理论的研究，提出医学的"法之与术，悉出《内经》之玄机"。刘氏在对《内经》理论和五运六气学说深入研究的基础上，结合易学及前代医家理论，对火热病证详加阐发，创立了六气病机、玄府气液理论，形成一家之说，开金元医家学术争鸣之先河，大大促进了中医学的发展。

刘完素著作留传于世的，有《素问玄机原病式》《医方精要宣明论》《素问病机气宜保命集》《三消论》。至于《伤寒直格》《伤寒医鉴》《伤寒标本心法类萃》《伤寒心要》，都为后人所著，但从中也反映了刘完素及其后学者的学术思想。

（二）学术思想与临证经验

1. 对火热病证的阐发

刘氏处于宋金时代，当时热性病流行，医者多用辛热之法，难于收效而多变证，他在长期临床实践中不断总结，体会到火热是导致人体多种疾病的一个重要因素，故在《素问玄机原病式》中指出："但依近世方论，而用辛热之药。病之微者，虽或误中，能令郁结开通，气液宣行，流湿润燥，热散气和而愈。其或势甚，而郁结不能开通者，旧病转加，热证渐起，以至于死，终无所悟。"他通过对火热病证的研究，结合《内经》中的运气学说及其他有关论述，扩大了《内经》病机十九条所论火热病证的范围，在理论上提出了"六气皆从火化""五志过极皆为热甚"等学术观点；在治疗上，善用寒凉之剂，对后世热病的论治具有较大影响，故医家多以"主火论"者称之。现论述如下：

（1）六气皆从火化：刘氏认为风属木，木能生火，故"火本不燔，遇风冽乃焰"。即风可助火。反之，病理上的风，又每因火热过甚而生。他说："风本生于热，以热为本，以风为标，凡言风者，热也，热则风动。"即火热是生风的根本原因，开后世"热极生风"的先河。风与火热不仅可以相互转化，而且在病变过程中又多兼化。由于风与火热的关系非常密切，因而在治疗时当用清凉之剂，此即《素问》所谓"风淫于内，治以辛凉"的原则。

湿与火热的关系 湿与火热，不仅是由于"积湿成热"，更重要的是"湿为土气，火热能生土湿""湿病本不自生，因于火热怫郁，水液不能宣通，即停滞而生水湿也。"由此可见，湿热可以相互转化，也可以相兼为病。如"诸水肿者，湿热之相兼也""湿热相搏，则怫郁痞隔，小便不利而水肿也。"刘氏治这种湿热兼化的水肿腹胀，主张用"辛苦寒药为君"，以利其大小便，"以其辛苦寒药，能除湿热怫郁痞隔故也"。

燥与火热的关系 刘氏认为，燥属金，燥为阴邪。燥邪容易伤津而化热化火。在临床上燥为津亏、血少、阴虚。津亏、血少、阴虚都可引起阳亢而生内热，所以刘氏在《素问玄机原病式·燥类》中引用《周易·说卦》曰："燥万物者，莫熯乎火。"至于燥病的形成，或由寒凉收敛，气血不通所致，故"冬月甚，暑月衰"；或由中寒吐泻，亡液而成燥。但更为多见的燥病，乃是"风能胜湿，热能耗液而反燥，阳实阴虚则风热胜于水湿而为燥也"，即如"风热耗损水液，气行壅滞，不得滑泽通利，则皮肤燥裂，肢体麻木不仁。"又如"大便干涩，乃大肠受热，化成燥涩"的，亦属常见。纵是秋凉成燥，亦多为与火热同化所致。故刘氏说："燥金虽属秋阴，而其性异于寒湿，燥阴盛于风热火也。"而且，"燥渴之为病也，多兼于热。"因此，燥就和风热分不开了。在治疗上，刘氏主张："宜开通道路，养阴退阳，凉药调之……慎毋服乌、附之药。"可谓发展了《素问·至真要大论》"燥淫于内，治以苦温"的治疗原则。

寒与火热的关系 寒与火热，一为纯阴，一为纯阳，水火不容，二者不可相兼为病。刘氏认为，除阴盛阳衰而为"中寒"（即里寒）者外，他如感冒寒邪，或内伤生冷之"冷热相并"，均能使"阳气怫郁，不能宣散"而生热，不可便认为寒，"当以成症辨之"。此外，刘氏认为热极可以生寒，即"火甚似水"，如"心火热甚，亢极而战，反兼水化制之，故寒栗也"，及"热甚而成阳厥"等类似证，此实假寒之象，不可反认为寒病。

由上可知，六气之中，火热为中心，这就是刘氏的"六气皆从火化"说。

（2）五志过极皆为热甚：在内伤杂病方面，刘氏十分重视情志对健康的影响，并认为情志过极，也可导致热证。《内经》对情志过极而造成的病证早已有所论述，刘氏在《内经》的基础上指出情志与热证之间的关系，并在《素问玄机原病式·六气为病·热类》中云："五脏之志者，怒、喜、悲、思、恐也……若志过度则劳，劳伤本脏。凡五志所伤，皆热也。"他认为情志过极主要是由热引起，并在《素问玄机原病式·六气为病·热类》中云："情之所伤，则皆属火热，所谓阳动阴静，故形神劳则躁不宁，静则清平也。"《素问玄机原病式》将惊、躁扰、狂越、妄、谵、郁等证均列为火热之变。对于惊，他认为，"恐则喜惊者，恐则伤肾而水衰，心火自甚，故喜惊也"（《素问玄机原病式·六气为病·热类》);躁扰是因于"躁动烦热,扰乱而不宁,火之体也"(《素问玄机原病式·六气为病·火类》);狂越是由于"心火旺则肾水衰,乃失志而狂越也"(《素问玄机原病式·六气为病·火类》);谵言多语是因"心火热则多言";郁是由于"结滞壅塞,而气不通畅,所谓热甚则腠理闭密而郁结也"(《素问玄机原病式·六气为病·热类》)。又如中风一证,刘氏在《素问玄机原病式·六气为病·火类》认为:"将息失宜,而心火暴甚,肾水虚衰,不能制之,则阴虚阳实,而热气怫郁,心神昏冒,筋骨不用,而卒倒无所知也。"这些由于喜、怒、思、悲、恐之五志过极而导致的疾病,病机上都与火热有关。刘氏总结提出"五志过极皆为热甚"的论点,并在此论点的基础上,联系水火、心肾之间的关系,认为以水火言之,水静火动,静则平,动则乱;润万物者莫润于水,燥万物者莫熯于火,水生于金而复润母燥,火生于木而反害母形,故火上有水则为既济,水在火下,不能制火,为未济。以心肾言之,心属火,肾属水,诸所动乱劳伤,以为阳火之化。一水不能制五志之火,所以心火易旺,肾水易衰,在治疗上重视"养肾水,胜心火"。刘氏对内伤火热病证,从情志角度加以探讨,独具创见。

"主火论"是刘河间学术理论的核心。"六气皆从火化""五志过极皆为热甚"为其主要观点,说明了火热病证的多发性及普遍性。

【医案1】汪石山治一人,年三十余,病水肿,面光如胞,腹大如箕,脚肿如槌,饮食减少。汪诊之,脉浮缓而濡,两尺尤弱,曰:此得之酒色,宜补肾水。家人骇曰:水势如此,视者不曰通利,则曰渗泄,先生乃欲补之,水不益深耶?汪曰:《经》云水极似土,正此病也,水极者,本病也。似土者,虚象也。今用通利渗泄,则下多亡阴,肾水益耗,是愈伤其本病,而增湿土之势矣。岂知亢则害,承乃制之旨乎?遂令空腹服地黄丸,

再以四物汤加黄柏、木通、厚朴、陈皮、参、术,煎服十余帖,肿遂减半,三十帖而愈。(《古今医案按·卷五·肿胀》)

[分析]此案是运用刘完素亢害承制理论分析病机的典型案例,刘完素曰:"亢则害,承乃制。谓已亢过极则反似胜己之化也。俗未之知,认似作是,以阳为阴,失其意也";本案为医者,认水肿为湿盛而非精亏,则恰是:"不治已极,反攻王气""但随兼化之虚象,妄为其治",就会危及生命。汪石山治水肿病,依"亢害承制"例。本案"水极似土",指肾水不足,而外有水湿泛滥之象,所以地黄丸为根本之治。

【医案2】黄十六病伤寒,发狂谵语,歌笑不伦,手足厥逆,身冷而掌有汗,诊其脉,两手沉滑而有力。翁曰:阳胜拒阴,火极而复,反兼胜己之化,亢则害,承乃制也。热胜血菀,故发狂而谵语;火性炎上,故歌笑不伦。阳极则反,故身冷厥逆。泄其血,则火除,抑其阳,则神宁。乃用桃仁承气汤,下血数升,益以黄连、竹沥、石膏之剂,大汗而解。(《名医类案·卷一·伤寒·壶仙翁案》)

[分析]本案寒热之象俱见,而阳亢热盛为本,身冷厥逆为标,又热胜血菀,为阳胜拒阴所致。治以活血清热之剂,不为假寒之象所惑。

(3)治热病善用寒凉:刘氏在理论上重视火热病证的机制研究,在治疗上善用寒凉之剂,自制新方,卓有创见。他在《素问病机气宜保命集·伤寒论》中说:"经所谓发表不远热,攻里不远寒,余自制双解、通圣辛凉之剂,不遵仲景法桂枝、麻黄发表之药,非余自炫,理在其中矣,故此一时,彼一时,奈五运六气有所更,世态居民有所变,天以常火,人以常动,动则属阳,静则属阴,内外皆扰,故不可峻用辛温大热之剂……故善用药者,须知寒凉之味。"从而在治疗方面突破了温药发表、先表后里的成规,把解表之法从辛温转向寒凉,这在热病的治疗上是继《备急千金要方》之后的又一个发展，对温病论治作出了贡献。

刘氏对外感火热病证，主要分表证、表里同病和里证进行治疗。

表证 他主张以辛凉或甘寒之剂以解表，在《素问玄机原病式·六气为病·火类》中提出用"甘草、滑石、葱、豉寒药发散，甚妙"，在《素问玄机原病式·六气为病·热类》中云："伤寒表热怫郁，燥而无汗，发令汗出者，非谓辛甘热药属阳，能令汗出也，由怫热郁结开通，则热蒸而自汗出也""又如表热服石膏、知母、甘草、滑石、葱、豉之类寒药，汗出而解者"。若表证汗后不解，前证别无变化者，宜凉膈散治之，以退其热；若汗后热退不尽，可用天水散、黄连解毒汤、凉膈散等治之，以调顺阴阳，洗涤脏腑余热；若汗后不解，而下证未全者，可用白虎汤清之。

表里同病 刘氏对半表半里的病证治法甚多，而悉以宣通怫热郁结为主，在《素问玄机原病式·六气为病·热类》中云："及热病半在表、半在里，服小柴胡汤寒药，能令汗而愈者；热甚服大柴胡汤下之；更甚者，小承气汤、调胃承气汤、大承气汤下之；发黄者，茵陈蒿汤下之；结胸者，陷胸汤、丸下之，此皆大寒之利药也，反能中病，以令汗出而愈；然而中外怫热郁结，燥而无汗，岂但由辛甘热药为阳，而能开发汗出也。况或病微者，不治自然作汗而愈者也。所以能令作汗之由者，但怫热郁结，复得开通，则热蒸而作汗也。凡治上下中外一切怫热郁结者，法当仿此。"表证兼有内热者，可用表里双解法，如防风通圣散、双解散或用天水一凉膈半，或用天水凉膈各半以"散风壅，开结滞，而使气血宣通"。

里证 若表证已解，里热郁结，汗出而热不退者，即可用下法。凡里热郁结，多表现为目睛不了了，腹满实痛，烦躁谵妄，脉来沉实等症，至于遍身清冷疼痛，咽干或痛，腹满实痛，闷乱喘息，脉来沉细，乃热蓄极深，阳厥阴伤所致，其病变已影响到血分，就不能单纯用承气汤攻下，而必须和黄连解毒汤配合使用；若大下之后，热势尚盛，或下后湿热犹甚而下利不止者，可以黄连解毒汤清其余热；若下后热虽未尽，而不甚者，宜用小剂黄连解毒汤或凉膈散治之。总之，他对热性病的治疗，颇多创见，故后人称颂曰"热病宗河间"。

刘氏在《内经》运气学说和临床实践的基础上以火热立论，在疾病的病因病机及证治各方面都进行了深刻的研究，不泥旧论，独创新说，丰富了中医病机学说，所以《四库全书提要》认为他能"补前人之未及"，评价颇高。

2. 精于辨证，合理用药

刘氏十分重视火热病证的治疗，以善用寒凉著称，但在临证中又十分重视辨证，用药合理。他在《素问玄机原病式·六气为病·火类》中提出："大凡治病，必求所在……中外脏腑经络皆然。病气热则除其热，寒则退其寒，六气同法，泻实补虚，除邪养正，平则守常，医之道也。"从中可见其用药指导思想之一斑。寒热温凉攻补之法随证而施，并不局限于寒凉一途，其辨证审病亦甚细致，如针对辨吐泻寒热之证，他在《素问玄机原病式·六气为病·热类》中云："大法，吐泻烦渴为热，不渴为寒，或热吐泻，始得之亦有不渴者。若不止则亡液，而后必渴；或寒本不渴，若亡津液过多，则亦燥而渴也；但寒者，脉当沉细而迟；热者，脉当实大而数。或损气亡液过极，则脉亦不能实数，而反弱缓，虽尔，亦为热矣。"说明他对疾病寒热的辨析十分精详，因此在治疗用药方面，能结合时令气候、病机、症情全面考虑。他在《三消论》中强调："明其岁政、君臣、脉位，而有逆顺、反正、主疗之方，随病所宜以施用……寒者热之，热者寒之，温者清之，清者温之。"《医方精要宣明论》三百五十首左右方剂中属于寒凉之剂有三十余方，属于温热之剂有四十余方，其余之方均为寒热并用或药性和平之剂，即使是伤寒一门中，对偏于寒者也选用麻黄汤、桂枝汤、小青龙汤、四逆汤等辛热之剂。由上可见，刘氏用药是正确地掌握中医学因时、因地、因人制宜的辨证施治原则的,这对纠正当时医学界轻视理论,以及扭转受滥用《局方》的影响而忽视辨证的不良倾向都具有一定的作用。

刘完素对消渴病的认识尤有独到之处,在《三消论》中把消渴分为三类:"若饮水多而小便多者,名曰消渴;若饮食多而不甚饥,小便数而渐瘦者,名曰消中;若渴而饮水不绝,腿消瘦而小便有脂液者,名曰肾消。"与现代把消渴分为上消、中消、下消,上消多饮,中消多食,下消多尿基本一致。刘完素对病机的认识为"燥热一也,但有微甚耳",治疗上反对以"燥热毒药助其强阳,以伐衰阴",主张"补肾水阴寒之虚,而泻心火阳热之实,除肠胃燥热之甚,济一身津液之衰",设猪肚丸、葛根丸、人参白术散治疗。猪肚丸由猪肚、黄连、瓜蒌、麦冬、知母组成,养阴清热。葛根丸用葛根、瓜蒌养阴生津润燥,铅丹祛除毒热,附子温补使阳生阴长。人参白术散中用大黄、栀子、连翘、石膏、寒水石、滑石、甘草等泻火解毒;天花粉、干葛、当归、芍药等养阴润燥;人参、白术健脾益气;官桂温肾;木香、藿香、茯苓、泽泻等疏气利湿。熔多种治法于一炉,扶正祛邪,剿抚兼施。

3. 重视降心火、益肾水

对于脏腑变乱兴衰所致的阳实阴虚之证,刘氏认为必滋肾水真阴,阴足则阳火自平,肾属水,心属火,水为内清明而外不彰,静顺信平,润而下善万物;火为外明耀而内烦浊,炎上而燔焫万物。病阳盛阴虚则水弱火强,如头目昏眩、耳鸣或聋、上气喘咳、涎唾稠黏、口苦舌干、咽喉不利、肢体焦痿、筋脉拘挛、中外燥涩、便溺闭结等症,皆属阳实阴虚之候;七情所致的谵、妄、狂越等症也由五志化热而致水虚火旺引起;中风之由,刘氏更强调为心火暴盛,肾水虚衰所致,创内风火盛之说;消渴一症亦缘肾水不胜心火而上下俱热之故。因而刘氏对水少火多,阴虚阳实之患,主张益肾水而降心火,以养阴退阳。在益肾水与降心火之间,因证而施,不拘一格。他还擅用补益肾精，以使"火归水中"，著名方剂地黄饮子，便是其中一例。该方擅治肾虚足废不用，火旺乘金暴喑失语，目前临床仍广为沿用，以治中风后遗症等。

【医案】张石顽治春榜赵明远，平时六脉微弱，己酉九月，患类中风，经岁不瘥，邀石顽诊之。其左手三部弦大而坚，知为肾脏阴伤，壮火食气之候，且人迎斜内向寸，又为三阳经满，溢入阳维之脉，是不能无颠仆不仁之虞；右手三部浮缓，而气口以上微滑，乃顽痰涌塞于膈之象。以清阳之位，而为痰气占据，未免侵渍心主，是以神识不清，语言错误也。或者以其神识不清，语言错误，口角常有微涎，目睛恒不易转，以为邪滞经络，而用祛风导痰之药。殊不知此本肾气不能上通于心，心脏虚热生风之证，良非风燥药所宜；或者以其小便清利倍常，以为肾虚，而用八味壮火之剂。殊不知此证虽虚，而虚阳伏于肝脏，所以阳事易举，饮食易饥，又非益火消阴药所宜；或者以其向患休息久痢，大便后常有淡红渍沫，而用补中益气。殊不知脾气陷于下焦者，可用升举之法，此阴虚久痢之余疾，有何清气在下可升发乎？若用升、柴升动肝肾虚阳，鼓激膈上痰饮，能保其不为喘胀逆满之患乎？是升举药不宜轻服也。今举河间地黄饮子，助其肾，通其心，一举而两得之。但不能薄滋味，远房室，则药虽应病，终无益于治疗也，惟智者善为调摄，为第一义。（《张氏医通·卷一》）

[分析]本案采用刘河间之地黄饮子治疗中风后遗症，其功能滋阴补阳，开窍化痰，与肾虚阴伤，痰浊阻窍的疾病本质相合。

4. 玄府气液宣通与阳气怫郁说

刘氏还经常提到"阳气怫郁"的问题，虽然与"六气皆能化火"的论点同出一辙，但"阳气怫郁"还有其特定的内容和规律性。它是以阳气怫郁为关键，病变不限于六气。而且阳气怫郁又与玄府气液有密切关系。

（1）玄府气液宣通：玄府是气液运行的通道。这是刘氏对人体生理病理观的又一特殊见解。"玄府"这一概念，早在《内经》就有论述："所谓玄府者，汗空也。"但刘氏认为，"玄府"不仅专指汗空，且不独具于人，他认为，"玄府者，无物不有，人之脏腑、皮毛、肌肉、筋膜、骨骼、爪牙，至于世之万物，尽皆有之，乃气出入升降之道路门户也""气液出行之腠道纹理"。可见，刘氏对玄府的认识已超越《内经》所述的汗空概念，而是将人体各种组织的腠理统称为"玄府"，并明确论述了玄府为气液运行之通道，把营卫、气血、津液在人体脏腑、皮肉、筋骨的玄府中正常运行的生理功能称作"气液宣通"。

刘氏认为，"玄府气液宣通"与"神机出入"之间具有密切的关系。即玄府也是"神机"所通利出入之处。刘氏有时把"神机"简称为"神"，如果"气血宣行，则其中神自清利，而应机能为用矣"。于是，"目得血而能视，耳得血而能听，手得血而能摄，掌得血而能握，足得血而能步，脏得血而能气"；反之，若玄府郁结，则"气血不能宣通，神无所用而不遂其机"。人体的神机不遂，则可出现"目郁则不能视色"等现象。因此，人体脏腑器官的各种生理、病理现象，都与玄府气液是否宣通以及神机的作用有着密切关系。

刘氏重视气的开通宣行，他认为"大道无形，非气不足以长养万物，由是气化则物生，气变则物易，气甚即物壮，气弱即物衰，气正即物和，气乱即物病，气绝即物死。"由此说明气机通畅在人体生命活动中具有重要作用；若阳气怫郁，"玄府闭密"，气机阻滞，就可产生多种病变。

（2）阳气怫郁病机：阳气怫郁的具体病机有二：一是六气、五志化火，多有一个"郁"的过程，即六气、五志导致阳气怫郁，由阳气郁结，气机阻滞，而化火热。如寒邪可以导致阳气怫郁而生热，因"寒主闭藏，而阳气不能散越,则怫热内作"。又如湿郁生热,乃水湿怫郁不得发散,营卫受阻,"积湿成热"。二是由"阳热"导致"怫郁"而发生病变。刘氏认为,"阳热发则郁""阳热易为郁结"。又说:"郁,怫郁也。结滞壅塞,而气不通畅。所谓热甚则腠理闭密而郁结也。如火炼物,热极相合,而不能相离,故热郁则闭塞而不通畅也。"热极也可怫郁而生风,火热怫郁以生湿,热郁气行壅滞,不得滑泽通利而生燥,热郁阳气不行则生寒等,都是阳气怫郁的结果。

(3) 阳气怫郁之病: 阳气怫郁可导致气机升降出入之道路闭塞,气机郁滞,阳气不能开通宣行而广泛致病。故刘氏在《素问玄机原病式》中,将喘呕吐酸,吐下霍乱,暴注下迫,肿胀便秘,转筋,战栗动摇,中风瘫痪,暴病暴死,鼻衄鼻窒,血泄淋证,暴喑狂越,齿腐,毛发堕落,皮肤不仁,疮疹痈疽等病证,总归于阳气怫郁,玄府闭密,气血营卫不能升降出入所致。他还认为,阳气怫郁,不但可造成全身的病变,而且可造成局部的功能障碍或多种器官损害。他说:"若病热极甚则郁结,而气血不能宣通,神无所用,而不遂其机,随其郁结之微甚,有不用之大小焉。是故目郁则不能视色,耳郁则不能听声,鼻郁则不能闻香臭,舌郁则不能知味,至如筋痿骨痹,诸所出不能为用,皆热甚郁结之所致也。"

(4) 阳气怫郁之治: 刘氏治疗阳气怫郁之病,十分重视开发郁结,以保持机体玄府气液宣通。他主要用宣、清、通三法和辛苦寒药。

宣法 刘氏认为:"郁而不散为壅,必宣剂以散之。"因其本热,故宣法用药主以辛凉,如滑石、甘草、葱、豉等;虽然也可用辛甘热药,但目的不是发汗解表,总归宣散去壅开郁。若用辛热之药,虽能开发郁结,使气液宣通,气和而已,"然病微者可愈,甚者郁结不开,其病转加而死矣"。

通法 刘氏认为:"留而不行为滞,必通剂以行之。"通应该包括下法，但不完全同于下法。他明确指出，通是对结滞而言，"所谓结者，怫郁而气液不能宣通也，非谓大便之结硬耳"。故其通法，是令郁结开通。通法用药以辛苦寒清通同用，如大承气汤、三一承气汤、大柴胡汤、茵陈蒿汤、大陷胸丸等。如果用大毒热性药下之，虽郁结得开，但可损其阴气，引起怫热再结。

清法 这是"阳气怫郁"的本治法，清法多用苦寒。刘氏认为不仅苦寒清热即可散结，如黄连、黄柏之类；而且有些寒凉药本身有开发郁结的作用，如石膏、滑石之类。

综上所述，刘完素是我国医学史上一位有卓越贡献的医家，他重视医学理论研究，继承发展了《内经》《伤寒论》的要旨，孜孜于疾病机制的探索，提出了脏腑六气病机学说以及玄府气液宣通的理论，阐发了《内经》病机十九条的内容，增加了"诸涩枯涸，干劲皴揭，皆属于燥"的病机，促进了后世病机理论的发展。

刘氏能理论结合实践，独创新说，创造性地阐述了火热病证的理论，开金元时期各家争鸣的先河，活跃了当时医界的学术气氛。

刘氏对火热病证的有关论述，从不同的方面渗透到许多医家的学术思想中，如张子和的寒凉攻邪法，朱丹溪的"阳有余，阴不足"论，李东垣的阴火学说等，无不受到他的影响。

在治疗用药方面，不论外感热病或内伤杂病，在重视辨证的前提下，刘氏善用寒凉保阴的方法治疗火热病证，这对于后世温病学说及杂病论治法则的发展，都有一定的启示和指导意义。

二、张从正

（一）生平和著作

张从正，字子和，号戴人，约生活于公元1156—1228年（金贞元四年至正大五年），睢州考城（即今河南省兰考县）人。因久居宛丘（今河南省淮阳县东南），故有称其为宛丘者。春秋战国时，睢州属于戴国，故其自号戴人。

张氏幼承家学，随父习医，刻苦好学，经史百家无不涉猎；青年时任过军医，晚年曾在太医院供职。张氏以《内经》《难经》《伤寒论》为宗，兼采百家之长，并私淑刘完素。在临床上他对汗、吐、下三法的运用，具有独到见解，并积累了丰富的治疗经验，从而对中医学祛邪理论的发展作出了重要的贡献。《金史·本传》对他评价甚高，称其"精于医，贯穿《素》《难》之学，其法宗刘守真，用药多寒凉，然起疾救死多取效"。

张氏著有《儒门事亲》一书，但非一人手笔，其中某些内容由麻知几、常仲明两人润色、撰辑而成。

（二）学术思想与临证经验

张氏攻邪理论的确立，源于《内经》，基于实践。秦汉之后，方士多以长生、房中之术惑人，因而炼丹服石，温补之风颇为盛行。迨至金元，虽兵火连年，热病较多，但医学界嗜补之习未尝改易，凡有疾病，往往不问虚实，滥投补剂，庸工以此为悦，病者昧而不觉，以致邪气稽留，为害甚烈。张氏目睹时弊，痛加斥责，在《儒门事亲·汗下吐三法该尽治病诠》中指出："惟庸工误人最深，如鲧湮洪水，不知五行之道。夫补者人所喜，攻者人所恶，医者与其逆病人之心而不见用，不若顺病人之心而获利也。"针砭了庸工误补造成的危害，并揭露了时医的不良风气。

张氏潜心研究了《内经》《伤寒论》等经旨，深切地感到除病必须祛邪，祛邪必须依靠汗、吐、下三法，而且张子和三法的外延运用，大大高于其他医家对汗、吐、下的习惯认识，故其自述"三法可兼众法"。他的论病首重邪气、治病必先祛邪的观点，充实了中医学的理论体系。

1. 论病首重邪气

张氏认为人体疾病的产生是由邪气造成的。邪气或由体外入侵而来，或由体内变化而生，停留于体内而不去，是一切疾病产生的根本原因，正如他在《儒门事亲·汗下吐三法该尽治病诠》中云："病之一物，非人身素有之也。或自外而入，或由内而生，皆邪气也。"这就是张氏论病首重邪气的著名观点，也是他认识疾病的基本观点。

张氏还指出"邪之中人，轻则传久而自尽，颇甚则传久而难已，更甚则暴死"，说明疾病的病情轻重、预后凶吉、病程长短也取决于邪气的盛衰和传变。邪气之侵犯人体，则应勘察其虚实两端："人身不过表里，气血不过虚实，表实者里必虚，里实者表必虚。经实者络必虚，络实者经必虚。病之常也"。所谓实，即指邪气实；所谓虚，即指正气虚。"邪气加诸身，速攻之可也，速去之可也。"所以张氏治病，力主祛邪，而不能妄补正气，强调"若先论固其元气，以补剂补之，真气未胜而邪已交驰横骛而不可制矣""补之则适足资寇"，提出邪气祛而元气自然恢复，"今予论汗、吐、下三法，先论攻其邪，邪去而元气自复也"。

所以，归纳张氏的论病观点，主要包括因邪致病、论病重邪和祛邪安正三个方面的内容。

2. 论天、地、人三邪发病

张子和所称"三邪"，指"天地人邪三者"。张氏认为天地各有六气，人有六味，一旦太过，都可以成为邪气，使人体的上、中、下三部都发生病变。他指出："天之六气，风、暑、火、湿、燥、寒；地之六气，雾、露、雨、雹、冰、泥；人之六味，酸、苦、甘、辛、咸、淡。故天邪发病，多在乎上；地邪发病，多在乎下；人邪发病，多在乎中。此为发病之三也。"张氏的这一观点，是符合中医学传统认识的，如《灵枢·百病始生》说："夫百病之始生也，皆生于风雨寒暑，清湿喜怒。喜怒不节则伤脏，风雨则伤上，清湿则伤下。三部之气，所伤异类……喜怒不节则伤脏，脏伤则病起于阴；清湿袭虚，则病起于下；风雨袭虚，则病起于上，是谓三部。"由于三邪造成发病的部位和症状各不相同，治疗上采用汗、吐、下三法分而论之，所谓"处之者三，出之者亦三也"。这种三邪理论，反映了张氏对邪气的独特见解。

此外，他还十分重视七情所伤的内因致病和治疗失当所造成的药邪致病，这些致病的内外因素，都是值得临床医者注意的。

3. 祛邪三法

汗、吐、下三法是张氏祛邪治病的重要方法。他认为真正治病却疾者，离不开此三法，所以他在《儒门事亲·偶有所遇厥疾获瘳记》在指出："世人欲论治大病，舍汗、下、吐三法，其余何足言哉！"张氏平生对三法的运用，积累了丰富的临床经验，《儒门事亲·汗下吐三法该尽治病诠》中强调："所论之法，识练日久，至精至熟，有得无失，所以敢为来者言也"。关于三法的适应范围和具体运用，是在《内经》《伤寒论》的基础上引申和发展的，颇具独特见解。

汗法 《素问·阴阳应象大论》云："其有邪者，渍形以为汗。其在皮者，汗而发之。"是为汗法理论之开端。张氏汗法涵盖的内容比较宽泛，不能仅以解表的概念予以界定。他在《儒门事亲·攻里发表寒热殊途笺》中说："所谓发表者，出汗即是也。"凡是具有疏散外邪作用的方法，张氏都认为属汗法，所以除了辛散解表的内服药物之外，其他如"灸、蒸、熏、渫、洗、熨、烙、针刺、砭射、导引、按摩。凡解表者，皆汗法也。"

［适应范围］邪气侵犯肌表，尚未深入，多宜汗法。张氏指出："诸风寒之邪，结搏皮肤之间，藏于经络之内，留而不去，或发疼痛走注，麻痹不仁，及四肢肿痒拘挛，可汗而出之。""风、寒、湿、暑之气，入于皮肤之间而未深，欲速去之，莫如发汗。"某些杂病，如飧泄不止、破伤

风、小儿惊风等，或火郁于内所致之狂病、酒病等，亦可用汗法治之。

临床上发汗以温热药为主，故其云："欲发其表者，宜以热为主""非热不能解表"。当用温热之剂时，即使恰逢酷暑炎热之季，亦应在所不避，如其云："若病在表者，虽畏日流金之时，不避司气之热，亦必以热药发其表。"若表有风寒，里有郁热，则"可以热解表，亦可以寒攻里，此仲景之大、小柴胡汤，虽解表亦兼攻里，最为得体。"他还指出："外热内寒宜辛温，外寒内热宜辛凉。"如果风热侵袭于表，凉药亦能发汗解表。因此，他常用麻黄汤治疗寒邪郁闭肌表之证，用桂枝汤治疗寒袭表虚之证，大柴胡汤、小柴胡汤、柴胡饮子等苦寒发表治疗内热盛之证。张氏还把荆芥、白芷、陈皮等40味药物按性味归入辛温、辛热、辛甘、辛凉等范围，审证选择而用。

［外治发汗］张氏汗法除运用上述内服方药之外，还借助熏、蒸、洗、导引按摩、砭刺出血等外治法发汗。如治小儿风水，除服五苓散通阳利水外，更于不透风处浴之，使内外俱行，收汗出肿消之功。外治发汗简便效捷，易为患者接受。

［汗法宜忌］张氏在辛凉辛温的忌宜方面，辨析较为详细。如在《儒门事亲·立诸时气解利禁忌式》中云："南陲之地多热，宜辛凉之剂解之；朔方之地多寒，宜辛温之剂解之。午未之月多暑，宜辛凉解之；子丑之月多冻，宜辛温解之。少壮气实之人，宜辛凉解之；老者气衰之人，宜辛温解之。病人因冒寒食冷而得者，宜辛温解之。因役劳冒暑而得者，宜辛凉解之。病人禀性怒急者，可辛凉解之；病人禀性和缓者，可辛温解之。病人两手脉浮大者，可辛凉解之；两手脉迟缓者，可辛温解之。"他强调因时因地、因人因脉，辨证施治。在使用汗法时，张氏提醒人们注意观察汗出程度，"凡发汗欲絷絷然，不欲如水淋漓，欲令手足俱周遍，汗出一二时为佳。"发汗之剂应"中病则止，不必尽剂"，诚为经验之谈。

【医案】赵明之,米谷不消,腹作雷鸣,自五月至六月不愈。诸医以为脾受大寒,故并与圣散子、豆蔻丸。虽止一二日,药力尽而复作。诸医不知药之非,反责明之不忌口。戴人至而笑曰:春伤于风,夏必飧泄。飧泄者,米谷不化,而直过下出也。又曰:米谷不化,热气在下,久风入中。中者,脾胃也。风属甲乙,脾胃属戊己,甲乙能克戊己,肠中有风,故鸣。经曰:岁木太过,风气流行,脾土受邪,民病飧泄。诊其两手,脉皆浮数,为病在表也,可汗之。直断曰:风随汗出。以火二盆,暗置床之下,不令病人见火,恐增其热,绐之入室,使服涌剂,以麻黄投之,乃闭其户,从外锁之,汗出如洗。待一时许,开户,减火一半。须臾汗出,泄亦止。(《儒门事亲·风形·飧泄》)

[分析]本病例使用汗法的理论根据是"风入大肠则生飧泄"。诊断依据是"两手脉皆浮数"。虽为里病,但因有表证可见,故知入里之风仍有外出之机,因而祛邪出表。清代喻嘉言用人参败毒散治下痢有表证者,因病邪由表而陷里,仍使由里而返表,称"逆流挽舟",正与张氏以汗法治飧泄相同。

此外,对于出血疗法,张氏认为"出血之与发汗,名虽异而实同",都能起到发泄表邪的作用,符合《内经》"血实宜决之"的治疗原则。而且出血较发汗收效更为迅捷,还能获得汗法所不能取得的效果。子和在临床治疗中,广泛地运用刺络泻血疗法,用以攻邪疗疾。出血疗法有发汗、清窍行壅、泻火解毒消痈、调节经脉气血盛衰等功效,适宜于目暴赤肿、羞明隐涩、头风疼痛、少年发早白落或白屑,以及腰脊牵强、阴囊燥痒等症。子和运用出血疗法经验丰富,手法娴熟,疗效显著,堪称临床治疗一绝。

吐法 吐法的运用,自古已备,《内经》就有"其高者,因而越之"

的法则；仲景《伤寒论》以瓜蒂散涌吐治伤寒邪结于胸中；嗣后《本事方》用稀涎散治中风不语、痰厥昏迷等，都进一步充实了吐法的临床运用范围。但由于吐法从上而越，其势较剧，吐之不当，则易变生他病，为人所不悦，故逐渐被人遗忘，以至废置湮没，这是十分可惜的。张氏分析道："夫吐者，人之所畏，且顺而下之，尚犹不乐，况逆而上之，不悦者多矣。然自胸以上，大满大实，痰如胶粥，微丸微散，皆儿戏也。非吐，病安能出？"力倡吐法攻邪的重要性。且在实践中对吐法的应用"渐臻精妙，过则能止，少则能加。一吐之中，变态无穷，屡用屡验，以至不疑"（《儒门事亲·凡在上者皆可吐式》）。

[适应范围] 张氏所说的吐法范围较广，他在《儒门事亲·汗下吐三法该尽治病诠》中云："如引涎、漉涎、嚏气、追泪。凡上行者，皆吐法也。"风痰、宿食、酒积等邪在胸脘以上的大满大实之症宜吐。又如伤寒和杂病中的某些头痛；痰饮病胁肋刺痛；痰厥失语，牙关紧闭，神志不清；眩晕恶心诸症，"凡在上者，皆宜吐之"。

[论治方药] 张氏所采用的吐法方药较多，如伤寒头痛，用瓜蒂散；杂病头痛，用葱根白豆豉汤；痰食积滞，用瓜蒂末（独圣散）加茶末少许；两胁肋刺痛，濯濯水声者，用独圣散加全蝎梢；发狂，用三圣散；膈实中满，痰厥失音，牙关紧闭，用稀涎散。以药物言，有栀子、黄连、苦参、大黄、黄芩、郁金、常山、藜芦、地黄汁、木香、远志等三十六味催吐药物，其中"惟常山、胆矾、瓜蒂有小毒，藜芦、芫花、轻粉、乌附尖有大毒"。其他二十九种药皆吐药之无毒者，均可审证选择使用。

张氏临证使用吐法除择用上述药物内服之外，还有催吐、探吐、鼻饲、取嚏、催泪等外治法。张氏认为，"上涌之法，名曰撩痰""余之撩痰者，以钗股、鸡羽探引"。张氏常用鸡翎、钗股、竹筷等细长物刺激舌根、咽弓等部位，引起反射性呕吐，此法方便捷效，胜于服药。鼻饲法主要用于中风牙关紧闭、不省人事或风病抽搐不便服药时，用鼻饲灌涎取涎。嚏气法多用不卧散䘒鼻取嚏，效同吐法。催泪法，如治眼病外障用锭子眼药点于目内眦，待药化泪出而愈。

张氏用吐法甚为审慎，每先予小剂，不效则逐渐加量，并用钗股、鸡羽探引，不吐可饮以齑汁，边探边饮，必能催吐。如吐至头昏目眩，不必惊疑，正所谓"若药不瞑眩，厥疾弗瘳"。可给以冰水或凉水，往往眩止。身体壮实者，可一吐而安；体弱者可小量多次轻吐；吐不尽者，可隔数日再吐。若吐后口渴，可进食凉水、瓜果等凉物，不必服药。若吐不止，则当根据药物和患者体质的不同，进行解救。因于藜芦的，可用葱白解之；因于石药吐不止的，可用甘草、贯众解之；因于瓜蒂或其他草木药的，用麝香解之。

[吐法禁忌]性情刚暴，好怒喜淫；病势重危，老弱气衰；自吐不止，亡阳血虚以及各种出血病证；病人无正性，妄言妄从，反复不定者，皆不可吐，吐则转生他病。

张子和早就指出，不能把吐法简单地理解为"吐者，瓜蒂而已矣"，可见张氏对吐法深有研究。但是七百年来，历代医家对此用之甚少，使吐法几近废弃，而它确实是中医学宝库中的一个组成部分，有待于今后进一步发掘和继承。

【医案1】新寨马叟，年五十九，因秋欠税，官杖六十，得惊气，成风搐已三年矣。病大发则手足颤掉，不能持物，食则令人代哺。口目张眨，唇舌嚼烂，抖擞之状，如线引傀儡。每发市人皆聚观，夜卧发热，衣被尽去，遍身燥痒，中热而反外寒，久欲自尽，手不能绳。倾产求医，至破其家，而病益坚。叟之子，邑中旧小吏也，以父母病讯戴人，戴人曰：此病甚易治，若隆暑时，不过一涌，再涌夺则愈矣。今已秋寒，可三之。如未，更刺腧穴必愈。先以通圣散汗之，继服涌剂，则痰一二升，至晚又下五七行，其疾小愈。待五日，再一涌，出痰三四升，如鸡黄成块状，如汤热。叟以手颤不能自探，妻以代探，咽嗌肿伤，昏愦如醉，约一二时许稍稍省，又下数行，立觉足轻颤减，热亦不作，足亦能步，手能巾栉，自持匙箸，未至三涌，病去如濯，病后但觉极寒。戴人曰：当以食补之，久则自退。盖大疾之去，卫气未复，故宜以散风导气之药，切不可以热剂温之，恐反成他病也。（《儒门事亲·风形·因惊风搐》）

[分析] 本案因惊而得风搐病，已经三年，张氏认为此证仍属邪气作祟，上有胶痰，下有积滞，病邪阻结，故先与汗剂宣发，次以涌剂催吐，邪滞得逐，效如桴鼓，足轻颤减，久病得安。

【医案2】一妇从年少时，因大哭罢，痛饮冰水困卧，水停心下，渐发痛闷。医氏咸以为冷积，治之以温热剂，及禁食冷物。一闻茶气，病辄内作，如此数年，燎针烧艾，疮孔数千，十余年后，小便赤黄，大便秘闭，两目加昏，积水转甚，流于两胁。世谓水癖，或谓支饮，硇、漆、棱、莪，攻磨之药，竟施之矣。食日衰，积日茂，上至鸠尾，旁至两胁及脐下。但发之时，按之如水声，心腹结硬，手不可近者，月发五七次，甚则欲死，诸药皆厌，二十余年。求戴人发药，诊其脉，寸口独沉而迟，此胸中有痰，先以瓜蒂散涌痰五七升。不数日，再越痰水及斗，又数日，上涌数升。凡三涌三下，汗如水者亦三。其积皆去，以流湿饮之药调之，月余大瘥。（《儒门事亲·内积形·停饮》）

[分析] 张氏根据病人"寸口脉独沉而迟"，知其疼痛虽见于两胁脐下，而为患之痰水，却蓄积于胸中，以"胸腹结硬，手不可近"，知其为大实，于是吐、下、汗三法并施，以拔除病根。

下法　《素问·阴阳应象大论》的"因其重而减之""其下者，引而竭之，中满者，泻之于内"的思想为下法提供了理论依据。张仲景对下法做了系统论述，《伤寒论》为后人在理法方药方面树立了典范。张氏秉古弘新，提出"陈莝去而肠胃洁，癥瘕尽而营卫昌，不补之中，有真补者存焉"（《儒门事亲·目疾头风出血最急说》）的论点，把下法的机制提升为"下者，是推陈致新也"的高度，延展了下法的内涵。因此，张氏所谓的下法，并不局限于泻下通便，而认为凡是具有下行作用的方法，都属下法。如"催生、下乳、磨积、逐水、破经、泄气，凡下行者，皆下法也。"

[适用范围] 凡邪滞宿食，蕴结在胃脘以下，"积聚陈莝于中，留结寒热于内"，都可用下法，无论"寒湿固冷，热客下焦，在下之病，可泄而出之"。下法可广泛运用于临床各科，张氏指出"凡宿食在胃脘，皆可下之"，如下后"心下按之而硬满者，犹宜再下之""如伤寒大汗之后，重复劳发而为病者，盖下之后热气不尽故也，当再下之"；杂病腹中满痛不止者，为内实证，可下之。其他如目黄、九疸、食劳，亦可用茵陈蒿汤或导水丸、禹功散泻之；腰脚胯痛可用甘遂粉下之；落马、堕井、打仆、闪肭、损伤等外伤引起肿痛剧烈者，可用通圣散下导水丸，峻泻三四十行，使气血流通，即"痛止肿消"。

[论治方药] 张氏攻下法，常辨其不同之邪实，或热壅，或寒结，或水聚，或痰滞，或血瘀，而针对病机分别投以寒下、凉下、温下、热下、峻下、缓下之剂，其中尤以寒凉之剂为多。寒药泻下首选调胃承气汤，以及大陷胸汤、小陷胸汤、桃核承气汤、大柴胡汤；凉下有八正散泄热兼利小便，洗心散抽热兼治头目，黄连解毒散治内外上下蓄热而泄者；温下有无忧散、十枣汤；热下有煮黄丸、缠金丸之类；峻下有舟车丸、浚川散等。张氏又以大承气汤加姜枣煎服，名之曰调中汤，专治中满痞气、大便不通等症，下后宿滞除，有调中之功。同时，根据病人体质、症状轻重，适当

用药，"急则用汤，缓则用丸，或以汤送丸，量病之微甚，中病即止，不必尽剂，过而生愆。"

[下法禁忌] 洞泄寒中，伤寒脉浮，表里俱虚，厥而唇青，手足冷内寒者；小儿慢惊，两目直视，鱼口出气者，以及十二经败症都不宜用下法。

张氏在临床运用中，往往三法兼用，或三法先后使用，对中医学的治则理论发展作出了贡献。

【医案】一妇人，年四十余，病额角上、耳上痛。俗呼为偏头痛，如此五七年。每痛大便燥结如弹丸，两目赤色，眩运昏涩，不能远视。世之所谓头风药、饼子风药、白龙丸、芎犀丸之类，连进数服，其痛虽稍愈，则大便稍秘，两目转昏涩。其头上针灸数千百矣，连年著灸，其两目且将失明，由病而无子。一日问戴人，戴人诊其两手，脉急数而有力，风热之甚也。曰：余识此四五十年矣，遍察病目者，不问男子、妇人，患偏正头痛必大便涩滞结硬。此无他，头痛或额角，是三焦相火之经，及阳明燥金胜也，燥金胜，乘肝则肝气郁，肝气郁则气血壅，气血壅则上下不通，故燥结于里，寻至失明。治以大承气汤，令河水煎三两，加芒硝一两，煎残顿令温，合作三五服，连服尽。荡涤肠中垢滞结燥，积热下泄如汤二十余行。次服七宣丸、神功丸以润之，菠菱葵菜，猪羊血为羹以滑之，后五七日、十日，但遇天道晴明，用大承气汤，夜尽一剂，是痛随利减也。三剂之外，目豁首轻，燥泽结释，得三子而终。（《儒门事亲·燥形·偏头痛》）

[分析] 本例为久年偏头痛，兼见目涩、便秘。张氏断其症结不在肝而在阳明。阳明燥金胜则乘肝，肝郁致气血壅阻。故以大承气汤荡涤肠垢，收痛随利减之效。本案不事清肝、活血，而取急下阳明法，反映了张氏治病的特色。此外，既为上下不通，似宜吐下并进。其所以只用下，不用吐者，以其病为燥结，急下所以保存津液。吐法每能致汗，汗则为

燥病所忌。

三、朱震亨

（一）生平和著作

朱震亨，字彦修，元代著名医学家。婺州义乌（今浙江义乌县）人，生活于公元1281—1358年（元至元十八年至正十八年），因世居丹溪，故学者尊称之为丹溪翁。

丹溪自幼好学，日记千言，文章词赋一挥而就。年三十因患脾病，始读《素问》，而知医术；三十六岁始从朱熹四传弟子许谦学习理学；四十岁时，因许氏病久，勉其学医，遂弃儒而从医，拜师于刘完素的再传弟子罗知悌，并读河间、戴人、东垣、海藏之书。其学源于《素》《难》，深受理学影响，兼采朱、刘、张、李等诸家之长，发明"阳有余阴不足""相火"等论，对于当时人们恣食厚味、放纵情欲的生活习惯，江南地域湿热相火为病最多的情况，以及《局方》温燥之剂盛行的医风具有很强的针对性。

丹溪的著作有《格致余论》《局方发挥》《金匮钩玄》《本草衍义补遗》《脉因证治》，流传的《丹溪心法》《丹溪心法附余》系门人将其临床经验整理而成，其中，《局方发挥》《格致余论》为其代表作。

丹溪为"金元四大家"之一，其门人及私淑者甚众。门人中传丹溪之学最有成就者，当推戴思恭与王履二人，私淑丹溪而学术成就较大者，尤以汪机、王纶成就最为显著。

（二）学术思想与临证经验

1. 阳有余阴不足论

"阳有余，阴不足"本是理学家的恒言，如程颢说："天地阴阳之运，升降盈虚，未尝暂息，阳常盈，阴常亏。"（《廉洛关闽书》）朱氏受其影响，并根据《内经》的观点，运用天人相应的理论，通过分析自然界的现象及人体生理特点与病理状况，得出"阳有余阴不足论"，成为其阐述人体阴阳关系的基本观点。

（1）天人相应理论为依据：朱氏认为，阳有余阴不足的思想早已隐于《内经》之中，如云："阳者，天气也，主外；阴者，地气也，主内。故阳道实，阴道虚。"（《素问·太阴阳明论》）又云："至阴虚，天气绝；至阳盛，地气不足。"（《素问·方盛衰论》）朱氏以此为立论基础，指出"阳有余阴不足"是自然界的普遍规律，他说："天地为万物父母，天，大也，为阳，而运于地之外；地，居天之中为阴，天之大气举之。日，实也，亦属阳，而运于月之外；月，缺也，属阴，禀日之光以为明者也。"以天地、日月为例，说明自然界的现象符合"阳有余阴不足"的规律。依据天人相应的理论，朱氏又指出："人受天地之气以生，天之阳气为气，地之阴气为血，故气常有余，血常不足。"强调人体亦符合"阳有余阴不足"这一规律。

（2）人之阴精难成易亏：朱氏认为人体"气常有余，血常不足"，主要指在正常生理状态下，阴精难成易亏，不与阳气相配，如云："人之生也，男子十六岁而精通，女子十四岁而经行，是有形之后，犹有待于乳哺水谷以养，阴气始成，而可与阳气为配，以能成人，而为人之父母，古人必近三十、二十而后嫁娶，可见阴气之难于成，而古人之善于摄养也。"又云："《礼记》注曰：惟五十然后养阴者有以加。《内经》曰：'年至四十，阴气自半，而起居衰矣。'又曰：'男子六十四岁而精绝，女子四十九岁而经断。'夫以阴气之成，止供给得三十年之视听言动。"说明在人的生长壮老过程中，阴精只有在青壮年时期才相对充盛，而幼稚与垂暮之年阴精皆不足，正如朱氏云："人生十六岁以前，血气俱盛，如日方升，如月将圆，惟阴长不足。""人生至六十、七十以后，精血俱耗。"故阴与阳相较，则阴不足而阳有余。

（3）情欲刺激易夺阴精：朱氏还认为，人之一生经常会遇到各种情欲刺激，而这些刺激往往通过心而影响到相火，导致阴精耗伤，势必加剧"阳有余而阴不足"的状态，造成疾病产生。他说："夫以温柔之盛于体，声音之盛于耳，颜色之盛于目，馨香之盛于鼻，谁是铁汉，心不为之动也。""心，君火也，为物所感则易动，心动则相火亦动，动则精自走，相火翕然而起，虽不交会，亦暗流而疏泄矣。""人之情欲无涯，此难成易亏之阴气，若之何而可以供给也？"

（4）变动不居耗损阴精：朱氏认为，自然界离不开动与静、阴与阳两个方面，其云："太极动而生阳，静而生阴，阳动而变，阴静而合，而生水、火、木、金、土。"二者对立统一，缺一不可。其中动是基本的，主要的，是化生万物的主体，故云："天主生物，故恒于动。"对人而言，亦是如此，因此，他十分重视动与静对人体的影响，强调动而中节，动静相宜，则可维持正常的生命活动；否则，妄动不已，动静失宜，如前所述心动致使相火妄动，即可导致疾病，甚至危及生命。所谓："人之疾病亦生于动，其动之极也，病而死矣。"同时，他还强调在人的生命过程中，往往动多静少，"动易而静难"，如上所说由于人之情欲无涯，所以相火妄动，耗伤阴精的病变时常发生。从而亦得出"阳有余而阴不足"的结论。

（5）养阴抑阳为养生原则：朱氏"阳有余阴不足"的观点，旨在说明人体阴精难于充足，而相火易于妄动。他还认识到"阳有余阴不足"不仅是疾病的常见病理，而且是早衰的重要原因。因此，他把滋阴降火作为重要的治疗方法，并把养阴抑阳作为贯穿于人生从小壮到衰老的全过程中的主要摄生原则。朱氏特著《饮食箴》《色欲箴》，示人节饮食、戒色欲，勿使相火妄动，保持"阴平阳秘"，并制订了一系列养生、防病的原则，例如：幼年之时不宜过于饱暖，以摄护阴精；青年时期应当晚婚，以待阴精成熟；婚后宜节制房事，以护阴精；同时还要"收心养心""主之以静"，避免温馨声色等情欲的诱惑，防止心动引发相火妄动，正所谓"不见所欲，使心不乱"，正确处理"动易而静难"的矛盾，以护养、聚存阴精。此外，饮食宜适量、清淡，反对饕餮厚味，主张多食谷菽菜果自然冲和之味，因其"有食人补阴之功"。张氏亦极为重视老年养生问题。他既反对服食乌附金石丹剂，也反对饮食厚味滋补，而主张食养茹淡。他在《养老论》中叙述说："人生至六十、七十以后，精血俱耗，平居无事，已有热症。何者？头昏目眩、肌痒溺数、鼻涕牙落、涎多寐少、足弱耳聩、健忘眩运、肠燥面垢、发脱目花、久坐兀睡、未风先寒、食则易饥、笑则有泪。但有老境，无不有此。"详尽地分析了由于阴气不足、精血俱耗而致衰老的原因。这些都对防止早衰、却病延年具有重要意义，同时对于研究生命科学和老年医学亦有重要启示。

2. 相火论

相火一词，首见于《内经》七篇大论，属运气学说的概念，后世医家将其引申到人体，成为人身之气或邪气的概念，如刘完素称肾为相火，李杲称相火为下焦包络之火、元气之贼，张从正称胆为相火等。朱氏在总结前人相火论的基础上，从常与变两个方面，对其进行全面而深刻的阐发。

（1）相火之常为生命动力：朱氏认为事物的存在形式即是动静，其中动是主要的、基本的。而"动"的产生则是由于火（相火）的作用。火是一种动气，相火亦不例外，他说："火内阴而外阳，主乎动者也，故凡动皆属火。"又云："天主生物，故恒于动；人有此生，亦恒于动。其所以恒于动，皆相火之为也。""天非此火，不能生物；人非此火，不能有生。"说明自然界和人体之所以富有生机，无不根源于相火一气的运动。可见相火并不神秘，对人体来说，它不过是生生不息的功能活动而已。而这种功能活动，朱氏认为主要发源于肝肾，他说："具于人者，寄于肝肾二部。"并以肝肾内藏之精血作为物质基础，即所谓"肝肾之阴，悉具相火"。除此之外，他还认为相火与胆、膀胱、心包络、三焦等脏腑亦有关，这是因为"胆者，肝之腑；膀胱者，肾之腑；心包络者，肾之配；三焦以焦言，而下焦司肝肾之分，皆阴而下者也。"朱氏又指出相火之动与君火、五火（指五脏的功能活动）之动密切相关，"盖相火藏于肝肾阴分，君火不妄动，相火惟有禀命守位而已""彼五火之动皆中节，相火惟有裨补造化，以为生生不息之运用耳"。强调君火、五火之动中有节而不妄动，则是相火之动正常的重要前提与保证。

（2）相火妄动则为贼邪：朱氏在论述相火为人身动气的同时，还指出相火若反常而妄动，则疾病丛生，就成为人身之贼邪。他说："相火易起，五性厥阳之火相煽，则妄动矣。火起于妄，变化莫测，无时不有，煎熬真阴，阴虚则病，阴绝则死……故曰：相火，元气之贼。"而造成相火妄动的病机，除五性厥阳之火（指异常之五火）相煽外，尚与心火不宁有关，朱氏云："心动则相火亦动。动则精自走，相火翕然而起。"至于引起相火妄动的原因，朱氏认为不外色欲无度、情志过极、饮食厚味等因素，如云："五脏各有火，五志激之，其火随起。"又云："醉饱则火起于胃，房劳则火起于肾，大怒则火起于肝。"而相火妄动所致的具体病证，朱氏则认为《内经》病机十九条中凡属于火的病证，均为"相火之为病之出于脏腑者"，例如：少阳病之瘛疭，恶寒鼓栗，呕逆，谵妄，胕肿，善惊；太阳病之眩仆，头痛，厥气上冲胸，小腹控睾引腰脊上冲心，谵妄，狂癫；少阴病之瞀，暴喑，郁冒不知人，洒淅恶寒振栗，气上冲胸，呕逆，瞀热以酸，胕肿不能久立；厥阴病之洒淅振寒等。可见相火妄动形成的病变范围甚广、危害甚大。丹溪对相火妄动所致的内火，创滋阴降火法治之，其代表方为大补阴丸。丹溪认为，阴虚与火旺是密切相关的，是一个问题的两个方面，阴虚必然导致火旺，而火旺又必致阴液更伤。相火妄动，导致脏腑功能活动亢盛，而形成阳热有余之火证，而此火为贼邪，易损阴精。故丹溪治疗此证之用药特点，补阴必兼泻火，而泻火也即补阴，滋阴与泻火，只是根据证候表现的不同而用药有所侧重。他以滋阴为治本之法，也有利于降火，所谓"补阴即火自降"。同时，泻火的目的也为滋阴，故说"有泻火为补阴之功"，实为对《内经》"苦以坚肾"理论的发挥，在具体用药上，泻火则习用知、柏等，补阴则有补阴精与补阴血之分。凡阴精虚而相火妄动者宜大补阴丸，阴血虚而相火妄动者用四物汤加知母、黄柏。

综上所述，朱震亨认为相火具有两重性，其生理特性为生命活动的原动力，有推动、维持和延续人体生命活动的重要作用；在情欲刺激状态下妄动的相火，属于病理状态，它能直接耗损寄存于肝肾中的阴精和元气，对人体健康危害甚大。丹溪的相火论，是其阳有余阴不足论、滋阴降火及养阴抑阳诸法的理论依据。

【医案1】 丹溪治一妇，患心中如火一烧，便入小肠，急去小便，大便随时亦出，如此三年求治，脉滑数，此相火传入小肠经，以四物加炒连、柏、小茴、木通，四帖而安。（《古今医案按·遗尿》）

［分析］本案为相火妄动，传入小肠，致小肠分清泌浊之功能亢进所致。故用四物补阴养血，连、柏清相火，木通导热从小便而出，小茴香温散，入下焦，亦取反佐之意。该方体现了朱氏治火证三法：实火当泻、虚火当补、郁火当发。诸药相合，既清妄动之实火，又补阴血，稍佐温散以防冰伏邪热，颇合症情，故能四帖而安。

【医案2】 丹溪治一壮年，恶寒。多服附子，病甚，脉弦而似缓。以江茶入姜汁，香油些少，吐痰一升，减棉衣大半，又与防风通圣散去麻黄、硝、黄，加地黄，百帖而安。知其燥热已多，血伤亦深，须淡食以养胃，

内观以养神,则水可升,火可降。(《古今医案按·恶寒》)

[分析] 病人恶寒但脉弦而缓,而不沉迟无力,乃真热假寒证。又多服附子,更伤阴血,热灼津伤成燥,阻滞气机,阳气更不能外达,也加重恶寒。故丹溪首以江茶入姜汁、香油,导其痰从上而出,次以防风通圣散通其滞,清其热,去麻黄者,惧其温散大甚更伤阴液,去硝、黄者,因无阳明腑实;加生地,补阴以配阳。因其燥热甚,阴血伤太深,故其治也久,且愈后,必须淡食以养胃,内观以养神,使水自升,火可降。

3.痰证治疗经验

丹溪对痰证深有研究,在治法方药诸方面颇多阐发,对后世影响很大。

(1)痰证的病因病机:朱氏认为痰证的病因可以有多种,凡情志忧郁、饮食厚味、外感无汗、滥投补剂,均可使气血失常,清化为浊,形成痰证。他说:"或因忧郁,或因厚味,或因无汗,或因补剂,气腾血沸,清化为浊,老痰宿饮,胶固杂糅。"而痰证的病机则多与脾虚、湿滞、气郁、火炎有关,即所谓"东南之人,多是湿土生痰""七情郁而生痰动火""痰因火动"。

(2)痰证的临床表现:朱氏认为"痰之为物,随气升降,无处不到",故可导致多种病症,如"为喘为咳,为呕为利,为眩为晕,心嘈杂,怔忡惊悸,为寒热痛肿,为痞隔,为壅塞,或胸胁间漉漉有声,或背心一片常为冰冷,或四肢麻痹不仁。"此外,结核、肿块、神志病变等也可由痰作祟,如"凡人身中有结核,不痛不红,不作脓者,皆痰注也""凡人身上中下有块者,多是痰也""痰在膈间,使人癫狂,或健忘"。可见痰之为患,由于停滞的部位不同,其临床表现不一,变化多端,故朱氏又指出"百病多有兼痰者"。

(3)痰证的治疗:朱氏治痰反对过用峻利药,他说:"凡治痰,用利药过多，致脾气下虚，则痰反易生多。"他主张以健脾、理气为主，脾得健运则痰湿自化，气得顺畅则痰饮亦随之蠲化，因而提出："治痰者，实脾土，燥脾湿是治其本""善治痰者，不治痰而治气，气顺则一身之津液亦随气而顺矣……古方治痰饮，用汗、吐、下、温之法，愚见不若以顺气为主，分导次之。"若气郁火盛痰动者，又当以降火为主，此即朱氏所谓"痰因火盛逆上者，以治火为先"。至于具体用药，则以二陈汤为基本方，该方"一身之痰都治管，如要下行，加引下药，在上加引上药"。但临证时尚需根据痰的性质、部位不同，并结合人的体质情况灵活运用，如"湿痰用苍术、白术；热痰用青黛、黄连、芩；食积痰用神曲、麦芽、山楂；风痰用南星；老痰用海石、半夏、瓜蒌、香附、五倍子作丸服……多用姜汁传送，或加半夏，虚甚加竹沥"。又如"痰在胁下，非白芥子不能达；痰在皮里膜外，非姜汁、竹沥不可导达；痰在四肢，非竹沥不开；痰结核在咽喉中，燥不能出入，用化痰药加咸药软坚之味""痰在膈上，必用吐法，泻亦不能去……痰在肠胃间者，可下而愈"。

【医案】宪幕之子傅兄，年十七八，时暑月，因大劳而渴，恣饮梅浆，又连得大惊三四次，妄言妄见，病似邪鬼。诊其脉，两手皆虚弦而带沉数。予曰：数为有热，虚弦是大惊，又梅酸之浆郁于中脘，补虚清热，导去痰滞，病乃可安。遂用人参、白术、陈皮、茯苓、芩、连等浓煎汤，入竹沥、姜汁。与旬日未效，众皆尤药之不审。余脉之，知其虚之未完，与痰之未导也。仍与前方，入荆沥，又旬日而安。(《格致余论·虚病痰病有似邪祟论》)

[分析] 病后出现妄见妄闻，世俗认为是鬼邪作祟，以祈逐鬼驱邪。丹溪力矫时弊，认为非鬼邪所致，乃痰、虚之为病。他说："血气两亏，痰客中焦，妨碍升降，不得运用，以致十二官各失其职，视听言动，皆有虚妄。以邪治之，其人必死"。(《格致余论·虚病痰病有似邪祟论》)。

故本案以人参、白术、茯苓补脾益气,实脾土,燥脾湿,以治痰之本;黄芩、黄连清心除热,陈皮、竹茹、姜汁化痰导滞,守方治之,终获痊愈。

4.郁证治疗经验

郁,即滞而不通之义。丹溪在前人论治郁证的基础上,结合自己的临床实践,指出"人身诸病多生于郁",论郁六种,形成了独到的治疗经验。

(1)郁证病因病机:朱氏认为郁证多病在中焦脾胃,与气血郁滞不通有关,即所谓"凡郁皆在中焦""气血冲和,百病不生,一有怫郁,诸病生焉"。而引起气血郁滞不通的原因很多,诸如情志内伤、六淫外感、饮食失节等,皆可导致气血失和,壅塞不畅,足见郁证是极为广泛的。

(2)郁证的辨证分型:六郁的表现分别为:气郁见胸胁痛、脉沉涩;湿郁见周身走痛或关节痛,遇阴寒则发,脉沉细;痰郁见动则喘,寸口脉沉滑;热郁见瞀闷,小便赤,脉沉数;血郁见四肢无力,能食见红,脉沉;食郁见嗳酸,腹饱不能食,人迎脉平和,气口脉繁盛。六郁可单独为病,也往往相因致病,但总以气机为关键,多由气郁而影响及其他,且久郁能化热生火。

(3)郁证的治疗特色:丹溪治郁重在调气,而以苍术、抚芎,治疗以"开提其气以升之"为主,并谓"苍术、抚芎总解诸郁,随证加入诸药"。代表方越鞠丸即是根据这一原则制成的。此外,他另制六郁汤亦统治诸郁。该方在使用时可针对不同病情,灵活化裁,分而治之,如治气郁,宜香附、苍术、抚芎;治湿郁,宜白芷、苍术、川芎、茯苓;治痰郁,宜海浮石、香附、南星、瓜蒌;治热郁,宜山栀、青黛、香附、苍术、川芎;治血郁,宜桃仁、红花、青黛、川芎、香附;治食郁,宜苍术、香附、山楂、神曲、针砂。从上述用药中不难看出,苍术、川芎或香附,是治郁的必用之药,亦体现出朱氏治疗郁证重视顺气的特点。

【医案】丹溪治一老妇,性沉多怒,大便下血十余年,食减形困,心摇动,或如烟熏,早起面微浮,血或暂止,则神思清,忤意则复作,百法不治。脉左浮大虚甚,久取滞涩而不匀,右沉涩细弱,寸沉欲绝。此气郁生涎,涎郁胸中,心气不升,经脉壅遏不降,心血绝,不能自养故也。非开涎不足以行气,非气升则血不归隧道。以壮脾药为君,二陈汤加红花、升麻、归身、酒黄连、青皮、贝母、泽泻、黄芪、酒芍药,每帖加附子一片,煎服,四帖后血止。去附,加干葛、丹皮、栀子,而烟熏除,乃去所加药,再加砂仁、炒曲、熟地黄、木香,倍参、芪、术,服半月愈。(《古今医案按·下血》)

[分析]本案患者心情抑郁多怒,致气郁生痰,阻滞经脉,血不归经而下血,日久心脾两虚,而见食减形困、心动摇等症,丹溪首治以黄芪、升麻健脾升气,二陈、贝母、青皮理气化痰,红花、归、芍养血行血,黄连清郁热,附子辛温,体现了其治大便下血日久不愈者用温剂之意;次去附,加丹、栀等清热之品以除郁热;终以健脾行气之品以善后。

第三章 易水学派

第一节 概述

一、易水学派医家

易水学派是以易州张元素为代表,研究脏腑病机和辨证治疗的学派。主要医家有张元素及其弟子李杲、王好古及李杲的弟子罗天益等。易水学派是有着直接的师承关系,而又各具特色的一个学术流派,以脏腑病机和辨证治疗作为其研究中心,所取得的学术成就,在中国医学发展史上,产生了深远的影响。

与刘完素同时而稍晚的易水张元素,虽对"五运六气"极有研究,但与刘完素的学术观点,尚有不同之处。如刘完素是以"亢害承制"为其研究运气的中心内容,并依据"六气皆从火化"之说来阐述病机;而张元素则侧重从脏腑寒热虚实的论点,来分析疾病的发生和演变,并且形成了以脏腑议病说为中心而较为完整的学术理论体系,从而自成一派。他在《内经》《难经》《中藏经》《备急千金要方》及钱乙"小儿五脏辨证"启迪下，以"脏腑病机学说"为学术主旨，创建脏腑寒热虚实辨证体系；有感于时医"执古方以疗今病"之陋习，提出"运气不齐，古今异轨，古方今病不相能"（《金史·列传第六十九·方伎》），主张从临床实际出发，建立脏腑寒热虚实用药式，发明性味归经理论，其学术主张体现在《医学启源》、《脏腑标本寒热虚实用药式》（简称《脏腑标本用药式》）、《珍珠囊》等著作中。

张元素确立了脏腑议病说的学术理论体系后，其弟子李杲在张氏的熏陶下，又别开蹊径，阐发《内经》"土者生万物"之理论，提出了"内伤脾胃，百病由生"的观点，而创立了"脾胃论"；同时，在病因方面，尤其重视内伤，著《脾胃论》《内外伤辨惑论》。他在《内外伤辨惑论》中，着重阐明了《内经》"天之邪气，感则害人五脏"和"水谷之寒热，感则害人六腑"两部分的内容，尽管提出病因有天地之邪气感与水谷之寒热感两个方面，但对水谷内伤之病颇多发挥。基于这一论点，李杲在临床治疗时，惯于运用补中、升阳、益气、益胃诸法，而成"补土"一派。

比李杲稍幼，亦师承张元素的王好古，后又从李杲学习。他在张、李两家的影响下，甚为重视内因在病变中所起的作用，认为无论内伤或外感发病，其前提都是由于人体本虚。若体内无虚，腠理固密，即或受到六淫的侵袭，或内伤冷物，也能抵御而不易发病。王氏的主张，既本于《素问》"邪之所凑，其气必虚"的理论，也与李杲"饮食失节，劳倦所伤"的观点有共同之处。不过，李杲重在阐发内伤脾胃，而王好古则兼论外感，特别是详述阴证学说，并重在肾。两人之说，同中有异。

罗天益亦师事于李杲。他在"脏腑议病说"的启示下，既补充了李杲的脾胃学说之未备，又详述了三焦的辨治。在治疗疾病上着重于三焦气机的调理，促使元气充盈，因之脾胃赖以健运不息，故罗天益为善于汇通张元素、李杲两家之论，而自成一说者。

易水学派主要医家的学术思想及其发展概况即如上述。他们的学术观点和理论体系，既源于《内经》《难经》等经典医籍，又师生一脉相承，各具特色。这一学派对于中国医学的发展，确实起到了积极的推动作用，值得后人继承发扬。

二、易水学派沿革

易水学派以研究脏腑病机和辨证治疗为中心，在学术传承中逐步转向对特定脏腑进行专题研究，并各有创见。

张元素以"脏腑病机学说"为学术主旨，创建脏腑寒热虚实辨证体系，主张从临床实际出发，建立脏腑寒热虚实用药式，发明性味归经理论。

李杲传张元素之学，阐发《素问》"土者生万物"之理论，着重于对水谷内伤的发挥，临床惯于运用补中、升阳、益气、益胃诸法，而成补土一派。

罗天益在张元素脏腑辨证的启发下，独详于三焦的辨治，为善于运用张、李两家的理论，而又自成一说者。

到了明代，薛己私淑李杲，兼及钱乙。故李杲的补脾，钱乙的益肾，薛己最是擅长。他认为阳虚发热，唯宜补中益气，以升举清阳；阴虚发热，则宜用六味地黄，以培养阴血。补脾和补肾，尽管有阴阳气血的区分，实则源于脾胃之不足者居多，是脾肾并重而以脾胃为主，又略有不同于李杲者。

赵养葵则独取薛己补肾之一偏，倡肾命水火之说，认为两肾俱属水，命门居中属火，命火养于肾水，而为生机之所系，故最习用六味、八味以补肾水命火，而为其论治诸病的要领。

李中梓遥承易水之绪，仍以兼顾脾肾为说，谓先天之本在肾，后天之本在脾，脾有阴阳，肾分水火，宜平而不宜偏，宜交而不宜分，辨治则主张补气当在补血之先,养阳固当在滋阴之上。张介宾既于王冰水火有无之说有深刻研究,又出入于李杲、薛己之间,以脾、胃、肾与命门共论元气,不仅于《脾胃论》有所补充,即于朱震亨真阴不足之说,亦大有发展。

明代医家在继承李杲脾胃学说基础上,兼及肾和命门,尤其从阴阳水火不足的角度探讨脏腑虚损的病机与辨证治疗,建立了以温养补虚为临床特色的治疗虚损病证的系列方法,理论上发展成为以先天阴阳水火为核心的肾命理论。虽被称之为温补学派,实则为易水学派学术思想的延伸。

从易水学派整个学术内容来分析,他们系以脏腑病机作为理论依据,对常见内伤杂病中气血虚弱诸证之治疗,做了极精辟的研究。概括其学术成就为:气血阴阳失调是脏腑功能失其常度的病理现象,脾不上输水谷之精微,则心肺无所养;肾命之水火不足,则无以涵木生土。故在临床上,对气血阴阳虚损的证候,便应详审脉证,精析病机。在诊治过程中,需要掌握脾肾命门与诸脏腑相互间的关系,寻求辨治的方法:火不生土者,益火以生土;水不涵木者,滋水以涵木;土不生金者,培土以生金。命火不足者,取法乎八味或右归;肾水不足者,取法乎六味或左归;脾胃之阳有所不足者,补中以益气;脾胃之阴不足者,养胃以生津。如此,则能得易水诸家之奥,而不囿于其一偏,自能获得满意的临床疗效。

第二节 易水学派著名医家及学术思想

一、张元素

(一)生平著作

张元素,字洁古,金代易州(今河北易水)人,生卒年代不详,与刘完素同时代而稍晚。张元素早年试进士,以犯庙讳而落第,遂潜心医学,精究《内经》，师法仲景，汲取华佗、王叔和、孙思邈、钱乙诸家精粹，深受刘完素学术思想影响，强调"运气不齐，古今异轨，古方今病，不相能也"，以脏腑寒热虚实为纲，立辨证新说，创药物归经、引经报使新论。他著述至多，如《医方》《药注难经》《洁古本草》《产育保生方》《补阙钱氏方》等，然多佚失，现仅存《医学启源》《珍珠囊》《脏腑标本用药式》《洁古家珍》。

《医学启源》三卷，刊于金大定二十六年（1186）。卷上包括天地六位藏象图、手足阴阳、五脏六腑（除心包络）十一经脉证法、三才治法、三感之病、四因之病、五郁之病、六气主治要法、主治心法，系统归纳整理脏腑辨证、诸病主治用药心法。卷中为《内经》主治备要、六气方治，主要讨论五运六气为病和方治经验。卷下为用药备旨，主要论述药性理论、药物分类、制方大法等。

《珍珠囊》一卷，见载于元代杜思敬《济生拔粹》。张元素根据《内经》之旨，载述113味药物的性味、阴阳、厚薄、升降、浮沉、补泻之理及六气、十二经随证用药的方法等。

《脏腑标本用药式》一卷，明代李时珍收录于《本草纲目》，赵双湖辑于《医学指归》。本书以标本、寒热、虚实为纲，分列五脏六腑的虚实标本寒热治法及用药。

《洁古家珍》一卷，见载于杜思敬《济生拔粹》，可参李东垣《活法机要》以睹全貌。本书先论后方，分述风论、破伤风、疠风、伤寒、咳嗽、呕吐、疟疾、衄血、疮疡、眼病等证治，载方140首。其论简明，其方自成家法，切合实用。

（二）学术思想与临证经验

1. 总结脏腑辨证理论

脏腑辨证理论滥觞于《内经》，《伤寒杂病论》确立了以脏腑经络辨治杂病体系，迨及《中藏经》则从虚实寒热生死顺逆等方面论述脏腑辨证，《备急千金要方》全面总结了脏腑辨证理论且方论俱备，《小儿药证直诀》从小儿五脏辨证立论，使得脏腑辨证理论渐趋深化。然而上述诸家或失于略，或流于泛，或突出小儿五脏。张元素撷取晋唐两宋诸家精华，结合临床体验，以脏腑为纲，对包括脏腑生理、病理、脉法、辨证、疾病的演变和预后及治疗等内容加以概述，构建了更趋全面的五脏六腑（除心包络）经脉证法体系。

张元素以脏腑为纲，首先对脏腑属性及生理功能等方面加以概述，进而知常达变。根据脏腑生理及属性特征，将其由致病因素影响而发生的病证，按照本标类属关系归纳为"本病""标病"及"是动病"和"所生病"等。张元素所说的本病和标病，是根据脏与腑、脏腑与经络的本标类属关系归纳疾病证候，即以脏为本、腑为标，脏腑为本，经络为标。张元素根据对脏腑、经络互为表里的功能属性认知，将其与相关病脉证候紧密地关联在一起，构成了脏腑疾病本标类属的辨证方法，这在中医疾病诊断上具有重要的指导价值。张元素的脏腑辨证纲要，既有继承，更有创新，对脏腑病机、脏腑病类及其脉证的观察和归纳总结，更加深入全面，切合临床。

张元素所著的《脏腑标本用药式》，依据各个脏腑的本病、标病，辨其寒热虚实，而备列临证用药。其用药，除遵循"实则泻其子，虚则补其母"原则之外，还包括根据标本、气血等关系确立的指导用药原则。在脏腑病变用药法则之下，张元素列举了代表性药物。其中的一些药物归类与今天的认识有一定的差异，但其意义在于既可了解金元时期的用药，又可借以开拓临床用药思路。

2. 遣药制方理论

张元素在遣药制方理论方面多有创见，发展了中药气味药性理论，并发明了药物归经和引经报使理论，善以药物气味与疾病病机的协调为基础遣药制方。

（1）气味厚薄理论：寒、热、温、凉，乃药之气；酸、苦、甘、辛、咸、淡，为药之味。气味相合，而成药性。张元素在遣药过程中，重视从气味药性分析药物的升降浮沉及药效作用的发挥。升降浮沉是从临床实践经验中归纳而来的，气味厚薄是张元素用来解释升降浮沉理论的，在个别药物的分析中有些牵强，但药物的升降浮沉特性及其临床意义是毋庸置疑的。

（2）药类法象：张元素以升降沉浮为主体，根据药物气味厚薄的升降浮沉特点，制订了药类法象。他将100多种药物分为风升生、热浮长、湿化成、燥降收、寒沉藏五类。

（3）发明药物归经和引经报使：张元素之前，中医尚无系统的药物归经理论，只有一些零散的用药经验。张元素重视脏腑辨证，在系统整理和归纳前人经验的基础之上，在临证遣药时发明了药物归经理论和引经报使说，这对指导中医临证用药及促进中药学理论发展有重大贡献。

药物归经论　张元素为了临床上更好地应用脏腑辨证，结合其用药经验，创造性地将藏象学说与药物性用相结合，形成药物归经理论。所谓归经，是将药物性味功效与脏腑经络的关系结合起来，用以说明某药对某脏腑经络病变所起的特定治疗作用。取各药性之长，使各药各归其经，则效专力宏。如黄连苦寒，清降心火，归经入于心经；黄芩苦寒，清降肺火，归经入于肺经；黄柏苦寒，清泄肾火，归经入于肾经等。同为去脏腑之火，张元素指出"黄连泻心火；黄芩泻肺火；白芍泻肝火；知母泻肾火；木通泻小肠火；黄芩泻大肠火；石膏泻胃火。柴胡泻三焦火，须用黄芩佐之；柴胡泻肝火，须用黄连佐之；胆经亦然，黄柏泻膀胱火"等。张元素还强调"已上诸药，各泻各经之火，不惟止能如此，更有治病，合为君臣，处详其宜而用之，不可执而言也。"再如葛根"通行足阳明之经"；细辛"治少阴经头痛如神"；香白芷"治手阳明头痛""通行手足阳明经"。由此，以药物归经指导临床用药则有的放矢，疗效更著。

随着药物归经理论的不断补充发展，古今用药亦稍有差异。如脏腑火热，张元素主张用白芍泻肝火，用黄连泻心火，用石膏泻胃火，用黄芩泻肺和大肠火等，现今临床还酌用栀子、柴胡、牡丹皮等泻肝火，用柴胡配黄连，或龙胆草、海金沙等以清降胆火；用竹叶心、莲子心等泻心火，萹蓄、瞿麦等泻小肠之火；用桑白皮、鱼腥草等泻肺火；用大黄泻大肠之火；用石膏配知母、天花粉等泻胃火；用黄柏配知母以泻肾火；用木通、生甘草泻膀胱之火等。

引经报使说 所谓引经报使，是指利用某药对某经络及脏腑或身体部位的特殊亲和作用，引导其他药物的药力直达病所，又称之为药引、引经药。张元素强调，制方用药尤应加意于"各经引用"，以取其效速、力宏而提高疗效。

张元素归纳十二经引经报使药如下：太阳经病，在上用羌活，在下用黄柏；阳明经病，在上用白芷、升麻，在下用石膏；少阳经病，在上用柴胡，在下用青皮；太阴经病，用白芍；少阴经病用知母，而独活是"足少阴肾引经药也"；厥阴经病，在上用青皮，在下用柴胡；桔梗为舟楫之药，载药上浮，使入心肺；牛膝则引药下行，直达肝肾。

再如治头痛，张元素指出太阳经头痛（头项强痛），用蔓荆子；阳明经头痛（前额痛），用白芷；少阳经头痛（头两侧或偏头痛），用柴胡、青皮；厥阴经头痛（颠顶部头痛），用吴茱萸。

（4）制方法则：张元素的遣药制方之法，引自《素问·至真要大论》的六气内淫治则，在考量药物气味组配之理的同时，参以五运六气之说，确立了风制法、暑制法、湿制法、燥制法、寒制法之五类制方法则。

张元素指出："酸、苦、甘、辛、咸，即肝木、心火、脾土、肺金、肾水之本也。四时之变，五行化生，各顺其道，违则病生。圣人设法以制其变，诸如风淫于内，即是肝木失常，火随而炽，治以辛凉，是谓辛金克其木，凉水沃其火，其治法例皆如此。"

3. 脾胃病治法

张元素于脏腑议病，特别重视脾胃，对脾胃虚实病证治疗颇有章法。

张元素提出，脾属土，为万物之母。其本病：诸湿肿胀、痞满、噫气、大小便闭、黄疸、痰饮、吐泻霍乱、心腹痛、饮食不化。其标病：身体浮肿、重困、嗜卧、四肢不举、舌本强痛、足大趾不用、九窍不通、诸痉项强。对其治疗，则分列虚实标本之法。

土实泻之法，有泻其子的诃子、防风、桑白皮、葶苈之属；催吐之常山、瓜蒂、豆豉、栀子、韭汁、藜芦、苦参、盐汤等；攻下之大黄、芒硝、青礞石、甘遂、芫花等。

土虚补之法，有补其母之桂心、茯苓等；补其气之人参、黄芪、升麻、葛根、甘草、陈皮、扁豆等；补其血之白术、白芍、饴糖、大枣、木瓜、乌梅、蜂蜜等。

本湿除之法，有燥中宫之白术、苍术、陈皮、半夏、吴茱萸、南星、草豆蔻、白芥子；洁净腑之木通、赤茯苓、猪苓、藿香。

标湿渗之法，主要有开鬼门之葛根、苍术、麻黄、独活等。

胃属土，主容受，为水谷之海。其本病：噎膈反胃、中满腹胀、呕吐泻痢、霍乱腹痛、消中善饥、不消食、伤饮食、胃管当心痛、支两胁。其标病：发热蒸蒸、身前热、身后寒、发狂、谵语、咽痹、上齿痛、口眼㖞斜、鼻痛、衄衊、赤齄等。其治疗，张元素列有：

胃实泻之法，有泻湿热之大黄、芒硝等；消饮食之巴豆、山楂、阿魏、郁金、三棱等。

胃虚补之法，有化湿热之苍术、白术、半夏、茯苓、陈皮、生姜；散寒湿之干姜、附子、草果、肉桂、丁香、肉豆蔻等。

本热寒之法，如降火之石膏、地黄、犀角、黄连等。

标热解之法，如解肌之升麻、葛根、豆豉等。

张元素认为，脾胃虽均属土，但脾主运化，喜温喜燥恶湿，胃主容受而喜冲和，因此脾和胃的虚实本标治疗迥然不同。其治脾重视甘温益脾祛湿，治胃重视以攻为补，邪气去而正气自生，深得脾胃病治法之肯綮。

张元素对脾胃病治疗以扶正为主，祛邪为辅，这源自他"养正积自除"的学术理念和临床实践。这一论治脾胃重在扶养的思想，成为易水学派一门相传的家法，亦成为李杲脾胃学说之源、罗天益用药之规矩。

【医案1】洁古治一人，病头痛旧矣，发则面颊青黄，晕眩，目慵张而口懒言，体沉重，且兀兀欲吐，此厥阴、太阴合病，名曰风痰头痛。以《局方》玉壶丸治之，更灸侠溪穴，寻愈。（《名医类案》卷六）

[分析]张元素据患者面色及发病特点，认为病属"风痰头痛"，定位在肝脾。方选玉壶丸，祛痰息风止痛。灸侠溪穴，可振甲胆之阳，俾风痰得消、阳复清明而愈。

【医案2】肝积曰肥气，在左胁下。羔起前年疟后，肝邪未尽，口腹未谨，邪与痰滞，互结络中。春夏以来，渐觉硬大，客秋时感病后，脾胃虽强，而脾阳困顿，土衰木旺，肝邪愈强，积益散大，硬及腹右。食后觉饱，虑成蛊病。脉象左部细弦，右关兼滑。每遇烦劳，气逆耳鸣，心肾荣亏，肝阳上僭。法当扶土抑木，兼和荣泄浊之法。于术、枳实、当归、霞天曲、青皮、木香、党参、鳖甲、砂仁、冬瓜子、椒目、陈皮。（《王九峰医案》）

[分析]此案为清代医家王九峰的医案。其运用张元素"养正积自除"法，治肝脾之积，正所谓："正气足，积自除，不治痞而痞自消矣。"积累了较丰富的经验。此案中，患者肝积日久必克脾土，致使脾虚运化失司，

虽有积在胁下、腹中，但脾虚之象更重，乃本虚标实之证。所以治疗上应采用抑木扶土法，兼和荣泄浊。白术、枳实、当归、霞天曲、青皮、木香、党参、砂仁、陈皮以行气疏肝健脾，鳖甲滋阴潜阳软坚，冬瓜子、椒目利湿泄浊。

二、李杲

（一）生平著作

李杲，字明之，宋金时真定（今河北正定）人，真定秦称东垣县，故其晚年自号"东垣老人"。生于金大定二十年（1180），卒于元宪宗元年（1251），亲身经历了亡金建元的战争年代。

李杲出身富豪之家，因母亲患病，多方求治，杂药乱投，竟不知所患何病而亡，悔不知医，遂立志学医，以千金为贽，拜名医张元素为师，数年而尽得其传，且多有阐发。李杲重视脏腑辨证，精于遣药制方，对《内经》《难经》等经典深有研究，结合临证所见，提出"内伤脾胃，百病由生"的著名论点，形成以脾胃为核心，倡"火与元气不两立"说，以甘温除热、益气升阳、补脾胃泻阴火等法治疗各科疾病的脾胃内伤学说，不仅发展了《内经》的脾胃理论，而且对后世医学产生重大影响。因而被后世尊为"补土派"，为金元四大家之一。

李杲师从于张元素，传其学者有王好古、罗天益。王好古在其基础上，重点阐发了伤寒内感阴证理论；罗天益不仅全面继承李杲之说，而且旁采诸家，进一步将饮食所伤分作食伤和饮伤，将劳倦所伤分为虚中有寒和虚中有热，使脾胃辨证条理更加分明。明清诸家，如薛己、张景岳、叶天士等亦广泛采撷其说，并有所发展。

《内外伤辨惑论》，三卷，刊于宋淳祐七年（1247）。卷上载医论13篇，阐明外感内伤病证，不仅有各自的传变规律，且形证色脉亦各具特征。卷中载饮食劳倦、暑伤胃气医论2篇，方剂24首。卷下载辨内伤饮食用药所宜所禁，饮食自倍肠胃乃伤分而治之等医论4篇，方剂23首。本书系李杲早期力作，发明"脾胃有伤，则中气不足，中气不足则六腑阳气皆绝于外……故荣卫失守，诸病生焉"之"内伤学说"。

《脾胃论》，三卷，成书于宋淳祐九年（1249）。全书共载医论38篇，方论63篇。卷上医论8篇，卷中介绍诸方的主治应用、配伍及加减法。卷下载医论12篇。该书是李杲创立"脾胃学说"的代表作，发展了《内经》《难经》的理论，提出"人以胃气为本"的论点，为甘温除热法确立了理论依据。全书载列补中益气汤、升阳散火汤、调中益气汤、升阳除湿汤、朱砂安神丸、清暑益气汤、普济消毒饮、通幽汤等名方60余首。

《兰室秘藏》，三卷，刊于元至元十三年（1276）。书名"兰室"，取《素问·灵兰秘典论》"藏灵兰之室"，以示其所述之珍贵。全书21门，包括内、外、妇、儿等临证各科。每门之下，有总论、证候、病源、治疗原则、处方等。经门人罗天益整理问世。

《东垣试效方》，九卷，又称《东垣先生试效方》，系李杲临证经验效方，经其弟子罗天益辑录整理而成。全书24门，列论26篇，方剂240首，医案医话20余则。有十几篇是李杲其他著作所不载，而仅见于此。

（二）学术思想

1. 脾胃内伤学说

李杲在深入研究《内经》理论的前提下，对脾胃的生理和病理展开深刻的论述，并由此确立了脾胃内伤学说。

（1）阐发脾胃生理功能：

脾胃为滋养元气之本　气是人体生命活动的推动力，它既是脏腑功能活动的体现，又是脏腑活动的产物。人身元气由先天精气所化生，又有赖后天脾胃的滋养，李杲对此有深刻的认识。《内外伤辨惑论》也有"夫元气、谷气、荣气、清气、卫气、生发诸阳上升之气，此六者，皆饮食入胃，谷气上行，胃气之异名，其实一也"之论，说明这些名称各异的"气"，都有赖于胃气的滋养，并随胃气的升发而布散全身。李杲引用《内经》有关论述来说明在正常情况下，胃所受纳的水谷，通过脾主运化而输布精微、化生元气，从而使先天诸气得以补充。《兰室秘藏》将此归纳为"脾胃为血气阴阳之根蒂"。因此，李杲强调脾胃与元气关系密切。脾胃是元气之本，元气是健康之本；脾胃伤则元气衰，元气衰则疾病所由生。这是李杲脾胃学说的基本论点。

脾胃为精气升降运动的枢纽　升降浮沉是自然界事物的基本运动变化形式。以天地四时之气变化而言，春夏主升浮，万物由初萌而郁茂，秋冬主沉降，万物由收敛而潜藏。四时之气的运动变化主要表现为气机的升降浮沉，春夏之气升浮，秋冬之气沉降，循环往复，而长夏居于中央，为一年四季浮沉变化的枢纽。土旺于四时，四时皆有土气。所以，土在升降浮沉和万物的生长收藏过程中，居于非常重要的地位。人与自然相应，脾胃居于中焦，调节人身精气的升降运动。脾胃不仅将水谷之精气灌溉四脏，滋养周身，同时排泄废物，推动着脏腑精气的上下流行，循环化生，脾胃也是人体精气升降运动的枢纽。人身精气升而复降、降而复升，是其生理常态。在精气升降过程中，胃气的升发居于主导地位，有升才有降；如果没有胃气的升发，水谷精气无从化生气血，精气正常的升降运行也就无从谈起。在脾胃气机升降的问题上，李杲特别强调生长与升发。他认为只有谷气上升，脾胃之气升发，元气功能充沛，生机才能活跃，阴火也才会潜敛。但脾胃之气上升还需有胆气升发作用的配合。若胆气不升，胃气亦不能上升，他说："胆者，少阳春升之气，春气升则万化安，故胆气春升，则余脏从之。"这里需要说明，李杲侧重于脾胃之气升发的同时，并不忽视阴火的潜降，而是强调胃气升发是元气充盛、阴火潜敛的前提和条件。

（2）阐发内伤脾胃，百病由生理论：

内伤病因　李杲生活在中原战乱年代，饥饿、劳役及精神创伤严重损害脾胃功能，削弱机体的抗病能力。因此他总结并提出饮食失节、劳役过度、七情所伤是脾胃内伤的主要因素。这三方面的致病因素，在内伤病的发病过程中往往是相互影响、交互为患的，所谓"先由喜怒悲忧恐，为五贼所伤，而后胃气不行，劳役饮食不节继之，则元气乃伤"。内伤病的形成往往是多因素综合作用的结果，李杲还认为七情因素往往起到主导作用，并提出素体羸弱、过服寒药、感受外邪等也是内伤发病的原因。

内伤病机　脾胃为滋养元气的本源，因此，脾胃损伤必然导致元气不足而产生各种病变。李杲所谓"脾胃之气既伤，而元气亦不能充，而诸病之所由生也"，是其脾胃内伤学说的基本观点。李杲认为元气与阴火互相制约的关系失调是导致脾胃内伤的主要病机。元气充沛，阴火戢敛，从而发挥其正常的生理作用，即"少火生气"；元气不足，阴火反而亢盛鸱张，耗伤元气，这时阴火则成为"元气之贼"，可引起多种病变。脾胃内伤的早中期容易出现"气高而喘，身热而烦，其脉洪大而头痛，或渴不止"的内伤热中证。但随着元气的日益衰惫，或治疗失当，热中证可逐渐发展转化为寒中证。脾胃内伤致病，是由于人体升降浮沉的气化活动发生障碍或被破坏所致。

（3）阐发内伤热中证：

内伤热中证发病机制　内伤热中证是李杲论述脾胃内伤疾病的重要内容。他认为"饮食劳倦，喜怒不节，始病热中""以五脏论之，心火亢甚，乘其脾土，曰热中"，说明内伤热中现象多出现在脾胃内伤类疾病的早中期。李杲认为，内伤热中证的热象是阴火内燔所致。阴火的产生可有阳气不升、伏留化火，津伤血弱、内燥化火，谷气下流、郁而化火，心君不宁、化而为火等，此外，李杲还认为劳役过度也可直接引起阴火上冲。总之，凡饮食、劳倦、情志所伤皆可损伤脾胃，进而引起人体的气火失调、升降失常，形成内伤热中病证。

内伤热中证临床表现　阴火病机的复杂性，决定了内伤热中类病证的复杂性，既可以表现为全身性或局部的病变，还可因人、因病、因脏腑经络之别而表现各异。主要可分为脾胃气虚和火热亢盛两类。脾胃气虚类证候主要表现为肌体沉重、四肢不收、怠惰嗜卧、气短神少等；火热亢盛类证候则表现为火热上行独燎其面、身热而烦、气高而喘、渴而脉洪大，以及三焦九窍积热等。需要注意的是，"内伤热中"并非内伤类病证的最终归宿，其转归过程中多呈现"始病热中""若末传为寒中"特点，系正气日渐衰惫，或举措失当，严重损伤阳气所致。

内伤与外感鉴别诊断　内伤热中证所表现的发热、烦渴、头痛、恶风寒、寒热交作等症状，表面上与外感疾病颇为相似，若不加以鉴别，治疗时就容易犯"虚虚实实"的错误。因此，李杲在《内外伤辨惑论》中较详细地论述了内伤与外感的鉴别要点。

内伤热中证治疗法度　内伤热中证的主要病机是脾胃元气不足、气火失调、升降失常，治疗上不能等同一般的火热证。李杲强调升阳益气，使胃气上升，元气充沛，则阴火自然潜敛。治法主要包括甘温除热法、升阳散火法、升阳除湿法等。

2.遣方用药经验

（1）四时用药：李杲强调四时之气升降浮沉对脾胃内伤患者有一定影响。他认为脾胃虚弱，随时为病，故当随病制方，即随着四时气候不同，病情有所出入，则有一套从权加减措施，这就是李东垣著名的"四时用药加减法"。他尤为重视长夏季节对脾胃病的影响，创制清暑益气汤（人参、黄芪、苍术、白术、麦冬、五味子、黄柏、青皮、当归、神曲、升麻、葛根、泽泻、陈皮、甘草），用于治疗长夏季节湿热困脾，表现为四肢困倦、精神短少、懒于动作、胸满气促、肢节沉疼，或气高而喘、身热而烦、心下膨痞、小便黄而数、大便溏而频，或痢出黄如糜、或如泔色、或渴、不思饮食、自汗体重，或汗少、脉洪缓。夏季暑热之邪乘袭脾胃常用该方调理。长夏季节所用另一方为补脾胃泻阴火升阳汤（黄芩、黄连、石膏、柴胡、升麻、羌活、人参、苍术、黄芪、甘草），用于治疗阴火炽盛，脾胃气虚证，也是李杲益气与泻火并重的代表方。

（2）脏腑用药：李杲论病注重脏腑之间的生克制化关系。脾胃气虚所致的其他脏腑疾病，李杲都求其本而治之，提出"治肝、心、肺、肾，有余不足，或补或泻，惟益脾胃之药为切"。如治疗"肺之脾胃虚"，用升阳益胃汤（黄芪、人参、炙甘草、独活、防风、白芍、羌活、橘皮、茯苓、柴胡、泽泻、白术、黄连、半夏、生姜、大枣），使胃气升发则肺气自复。"肾之脾胃虚"，用沉香温胃丸（附子、巴戟天、干姜、茴香、肉桂、沉香、甘草、吴茱萸、人参、白术、白芍、茯苓、高良姜、木香、丁香），温补脾肾等。

（3）喜用风药：李杲在临床上喜用风药，他娴熟地将风药广泛地应用于临床各科病证，形成了独特的理论体系。他常用升麻、柴胡、葛根、独活、羌活、防风、藁本、蔓荆子、白芷等辛散疏风之品。如配伍补气药益气升举脾阳；配伍淡渗之剂以除湿；配伍苦寒药清解疏散热邪，即"火郁发之"之义。

（4）用药宜忌：在用药过程中，李东垣还提出慎用寒凉淡渗、发汗辛热之药，注意饮食，适寒温，远欲省言，安养心神，以助脾胃功能的恢复。针对脾胃气虚、阴火炽盛的内伤热中证，不仅忌寒凉淡渗及辛热之品，以免重泻阳气，更助阴火；而且在饮食方面提出温食、减食、美食等食养事宜。他尤其强调省言养气，安养心神，以助元气恢复，但又主张"小役形体"，使胃气与药力借以运转升发。

【医案1】上湖吕氏子，年三十余，九月间因劳倦发热。医作外感治，用小柴胡、黄连解毒、白虎等汤，反加痰气上壅，狂言不识人，目赤上视，身热如火，众医技穷。八日后召予诊视，六脉数疾七八至，又三部豁大无力，左略弦而芤。予曰：此病先因中气不足，又内伤寒凉之物，致内虚发热，因与苦寒药太多，为阴盛格阳之证，幸元气稍充，未死耳。以补中益气汤，加制附子二钱，干姜一钱，又加大枣、生姜煎服。众医笑曰：此促其死也。黄昏时服一剂，痰气遂平而熟寐。伊父报曰：自病不寐，今安卧，鼾声如平时。至半夜方醒，始识人，而诸病皆减。又如前再与一剂，至天明时，得微汗，气和而愈。（虞抟《医学正传·内伤》）

[分析] 本案系劳倦发热，因寒凉误治，导致阴盛格阳重症。遂以甘温除热之补中益气汤合附子、干姜之温中回阳，生姜、大枣之调和营卫，药后阴阳恢复其常，故能安寐而诸恙悉平。

【医案2】劳倦而招风湿，右脉濡小，左脉浮弦，舌苔薄白，溺赤便溏，肢体酸楚，神倦嗜卧，少纳口干，升阳益胃汤。参、术、芪、草、夏、陈、苓、泽、羌、独、防、柴、连、芍、姜、枣，加川朴、青皮。（《继志堂医案·内伤杂病门》）

[分析] 阳气不升而风湿郁于经络，治疗可用风药胜湿的方法。若脾胃气虚，卫外阳气不伸、复有湿热熏蒸，可用升阳益胃合祛风化湿之法。系东垣补中益气、升阳除湿法的具体应用。

三、王好古

（一）生平著作

王好古，字进之，号海藏，晚年退居草堂，号海藏老人，赵州（一作古赵，今河北省赵县）人，约生于金承安五年（1200），卒于南宋景定五年（1264），享年64岁。

王氏家世不详，据《古今医统大全·历世圣贤名医姓氏·元》记载："性明敏，通经史，好医方"，以进士官本州教授，兼提举管内医学。据其友人麻信之在《阴证略例·序》中所云："海藏先生王君进之，家世赵人，早以通经举进士，晚独喜言医，始从东垣李明之，尽传其所学，后乃精研极思轩岐以来诸家书，驰骋上下数千载间，如指诸掌。"

王氏少时曾与李杲一同受业于张元素，而年辈较晚，洁古殁后，又师从师兄李杲继续学医。他博览群书，善取各家之长，又不囿门户之见，把伤寒学说与脾胃内伤学说有机地结合起来，其所创的阴证学说引起后世医家的重视，丰富了中医学的内容，终成为金元时期著名的医家，也是易水学派的又一中坚力量。

王氏一生勤于著述，据《汤液本草·序一》所载，有《医垒元戎》《阴证略例》《癍论萃英》《钱氏补遗》等著作。清代钱大昕《补元史·艺文志》记载，王氏著作有《汤液本草》《汤液大法》《医垒元戎》《阴证略例》《癍论萃英》《钱氏补遗》《此事难知》；丹波元胤《中国医籍考》卷三十方论引熊均说王氏还著有《活人节要歌括》《三备集》《癍疹论》《光明论》《标本论》《小儿吊论》《伤寒辨惑论》《辨守真论》《十二经药图解》《仲景一集》。陈邦贤《中国医学史》（1957年商务版）说王氏尚著有《疗痈疽耳目眼本草要钞》。现存的王氏著作有《阴证略例》《医垒元戎》《此事难知》《汤液本草》《海藏癍论萃英》，其余均已散佚。

（二）学术思想

王好古作为易水学派的中坚人物，其学术渊源间接受到时代及医疗时弊等因素的影响，但却是直接师承易水学派开山鼻祖张元素及被称为"补土派"的李杲。在其论著中多征引二师之说。如所撰《汤液本草》上卷载东垣"药类法象用药心法",下中卷却仿洁古《珍珠囊引经佐使》《脏腑标本用药式》等之例,继承其药物归经学说,以本草诸药配合三阳三阴及十二经络,以主病者为君,臣佐使应之,每药之下,先气次味,次之某经。在医理上,张元素阐发养胃之理,东垣师承而犹有发展,创脾胃之说。王好古在此基础上,又发明温补脾肾的观点,从实践中充实洁古的"命门"理论和东垣的"脾胃学说"。以后明代的张景岳、赵献可,清代高鼓峰、吕留良等均从不断实践中予以发明,使日臻完善,形成温补学派。

王氏学术思想的重点,是阐发伤寒内感阴证的理论,在阴证辨证论治方面,有独到建树。另外,王氏对药物学、伤寒学亦有较大贡献,在针灸五输穴的运用方面也积累了很多经验。

1. 创立阴证学说

王好古以论述阴证著称于世,特别注重伤寒阴证的研究,并且其论不限于伤寒外感之说,而是熔外感、内伤于一炉。王氏创立的阴证学说,虽然源于《素问·调经论》所说的"阳虚则外寒""阴盛则内寒"等有关阴证的经典理论,但最主要的还是受师承的影响。他在张元素脏腑辨证学说和李东垣脾胃内伤理论的启发和影响下,注重脏腑虚损和伤寒三阴虚证的辨证论治。除了受师承的影响之外,他还考虑到一般研究《伤寒论》者,都详于外感而略于内伤,详于实证而略于虚证,详于三阳而略于三阴,但在临床上阴证危害甚大而较阳证尤为难辨难治,即他所谓"伤寒人之大疾也,其候最急,而阴证毒为尤甚,阳证则易辨而易治,阴证则难辨而难治"。而在他以前的刘完素以火热立论,力倡"热病只能作热治,不能从寒医"之说,用药力主寒凉,受其"火热论"影响,其弟子马宗素、镏洪、常德及当时医界许多医家也大阐其说,虽然纠正了当时滥用《局方》温燥的流弊,但寒凉过甚亦成弊端,所以王氏之着意阐发阴证,提倡温补,也是对河间之后医家过用寒凉的一种纠正。

王氏确立阴证学说的范畴，是指"伤寒内感三阴经"，即太阴、少阴、厥阴三经的证候。他在仲景《伤寒论》三阴证的基础上，将重点放在内感方面。从王氏强调"三阴可补之法"和治疗用药主张温养来看，其主要论述的是三阴阳虚之证。此外，内感阴证也可兼有外感，如内伤饮冷有兼外感风寒的，雾露雨湿也可同时侵其内外。至于"虚人内已伏阴，外又感寒，内外俱病"。王氏在风寒侵袭肌表而导致的阴寒病证之外，又补充了饮食冷物、误服凉药以及口鼻吸入雾湿之气所造成的内感阴证，从而大大地扩充了阴证的范畴。

2. 对药物学的贡献

王好古精研《内经》，并以之指导药性理论的研究。他研究本草，强调从"汤液"着手，认为"世皆知《素问》为医之祖，而不知轩岐之书，实出于《神农本草》也。殷伊尹用本草为汤液，汉仲景广汤液为大法，此医家之正学，虽后世之明哲有作，皆不越此"。他所著《汤液本草》一书，其名"汤液"者，取《汉书·艺文志》中"汤液经方"之义。该书上溯《神农本草经》及《内经》《伤寒论》等经典奥旨，下逮陶弘景、张洁古、李东垣等诸家之论说，在系统总结金元以前药物学经验的基础上，归纳和阐发了药性理论，将药物功效与药物的性味、形色、质地和脏腑经络以及四时等相互联系起来，形成了更为完善的药物学理论，极大地促进了中药学的发展，对后世影响颇大，至今仍有较大指导意义。

（1）阐明药物气味阴阳：药物的气味阴阳，是药物具有各种功能的基础。《汤液本草》对《内经》有关气味理论的论述进行了全面归纳阐述。说明药物的气味阴阳与天地之间的阴阳是相应的，药物禀受天地阴阳之气不同，其所具之性味亦各异，进而指出气味有厚薄，阴阳有清浊，禀质不同，其功亦异。然而就具体药物而言，气味阴阳并非孤立，必须合而视之。王氏论述药性，重视气味合参。这样，他既阐述了《内经》精义，又发展了《神农本草经》的四气五味，为总结药性功能提供了较全面的基础理论。《汤液本草》探讨药性，尤重《内经》五味之论，对其五味宜忌偏胜之说，皆予全面总结，从而充实和阐发了《神农本草经》的五味理论。

（2）详述苦欲补泻，总结用药法则：药物的补泻性质，是辨证用药的依据之一。《汤液本草》总结补泻药性，以《素问·脏气法时论》中"五脏苦欲"之说为依据，采四时五行生克之法，概括药物五味对五脏的补泻作用。他认为，五脏发生病变，就按补虚泻实的方法进行治疗，选择适宜的五味对相应的五脏进行补泻，并结合临床实践，辅以药例说明。另外，王氏还根据《内经》中药物有五味、五脏有苦欲的理论，以及洁古的药物五味特征对人体的五脏能产生不同的亲和力，随脏器的喜恶不同，使药物的五味产生不同的补泻作用的理论，总结出了用药法则，认为药物的五味补泻作用，必须结合五脏的喜恶、病变的性质，才能收到良好的效果。

《汤液本草》言补泻，虽以五脏对五味的苦欲为主，但在药性中亦兼提及"四气"的补泻，对机体方面也论及六腑的补泻，并未超出四时五行生克之法。这种补泻理论，虽与后世单指扶正与祛邪的补泻药性有所不同，但把补泻性能作为药性基本理论概括，无疑具有进步意义，且后世不少治则制方，均以此立法。

（3）阐发药类法象：药性讲法象，首创于韩保升，但其以药物五色配五脏之法，而失于机械。《汤液本草》之药类法象，旨承《内经》，以药物气味法天地四时之象。即以气味之厚薄，法天地阴阳之象；以气味性能，法四时万物变化之象；参合气味厚薄与天地阴阳，而研得药性之要旨，是谓之"升降"。王氏认为药物具有升降之能，实由其气味参合而定。所谓"升降者，天地之气交"是也。他在《汤液本草》中并举茯苓、附子、麻黄、大黄为例，演以图形，以示其象，释以经文，以详其义，深发"升降"学说之蕴义。其在"药类法象"一节中，据药物气味厚薄阴阳的不同，以四时六气为纲，配以药性的升生、浮长、化成、降收、沉藏等特点，将102种药物归纳成五类，形成了以"升降浮沉"为中心的"药类法象"理论。王氏在其师张洁古理论基础上所总结的"升降浮沉"之说，用以概括药物作用的基本形式，对发展药性理论，是一大贡献，且对推动药性理论研究，亦起了促进作用。此药性理论一经创立，即得到医家普遍重视和广泛应用，后世一些治则、处方，亦多以此为据。

（4）丰富药物归经学说：药物的归经理论，是将药物的作用与脏腑经络的关系结合起来，说明某药对某些脏腑经络的病变起特定的治疗作用，充分体现了药物的专属性，即某药对人体某部分的选择性作用。医者认识了药物的这种选择性作用，就能更好地发挥药物在治病中的作用。刘完素在《素问病机气宜保命集》中就有关于药物归经的记载，但尚未形成体系。张洁古、李东垣根据《内经》理论将药物性味与脏腑、六经辨证的治验结合起来，以阐明药物作用与脏腑经络的关系，初步形成了归经学说。王氏在继承师学的基础上，推动了这一理论的发展，在药物归经方面也进行了深入研究。他在《汤液本草》中专列"脏腑泻火药"一篇，总结了脏腑泻火药，说明同是泻火药，但"黄连泻心火""黄芩泻肺火""白芍泻脾火""柴胡泻肝火、胆火""知母泻肾火""木通泻小肠火""黄芩泻大肠火""黄柏泻膀胱火""柴胡泻三焦火""石膏泻胃火"等。他还录入"东垣报使""诸经向导"等，丰富了归经内容。在各药论述中，他不仅将许多药物专列了归经一项，同气味、阴阳等药性并列，而且还应用归经理论辨析药物功能。王氏在《汤液本草》中明确把药物归经作为论述药物的重要内容之一而单独提出，是对药性理论发展的一大贡献，成为后世编写本草著作的范例。

（5）简化用药法式：两宋金元之际，运气学说盛行，因此"六化分治""五运六淫"等用药法受到医家重视。王氏特将《素问·至真要大论》

中有关六气"司岁""司天""在泉"及主、客、胜、复等各种治疗法则，归纳为十幅简表，概括成用药法式。此说经王氏总结推广，引起了后世不少医家重视，尤其在温热病的治疗中，许多立法制方都以这些用药法式为依据，如温病名方银翘散，就是据"风淫于内，治以辛凉，佐以苦甘……热淫于内，治以咸寒，佐以甘苦"的法则制订的。

（6）讲究服药方法：此外，王氏还十分讲究药物的服用时间及服药方法，注意观察患者服药后的反应。对于服药时间，他根据《内经》所提出的"平旦人气生，日中而阳气隆，日西而阳气已虚，气门乃闭"的人体阳气的昼夜节律及一日之中的阴阳消长规律，探索研究出了择时服药方法。他认为阴证病机主要是阴盛阳衰，所以主张昼进阳药，夜服阴药，治疗阴证用阳药应在夜半之后服药，使药之温热得自然界阳气之助而发挥更大的效用，这种认识与生物钟学说颇为吻合。

对于服药方法，他认为"热药冷服，内有伏阳则可。若脉已虚，按之全无力，或病人素无所养"，用热药不可冷服而只宜温服，"不然阴气必不能酝酿回阳，利害非轻"。这是王氏长期临床经验之结晶。另外，王氏还倡导许多特殊的服药方法，如主张午前进汗剂，午后服下剂，此法实为"昼服阳药，夜服阴药"之法引申的结果。他认为汗法因主要是疏解在表的无形阴邪，故当选择人体阳气正处于旺盛阶段的午前服用，以利其邪达表且不伤阳；下法因主要是荡涤在里的有形阳邪，故又当选择人体阳气渐衰而阴气逐生的日已后进服，以助其邪下走且不伤阴。此外，他还提出"凡投性热药，皆须冷服"的热药冷服方法，认为"内有伏阳则可，若脉已虚，按之全无力，或病人素无所养，只可温服，不然阴气必不能酝酿回阳，利害非轻"。再如汤沐法（外接法），即病人服药欲汗时，以葱白煎浆作汤，沐四肢以接阳气尤佳。

3.对伤寒学的贡献

王氏创立的"阴证学说"即是补充《伤寒论》三阴证治的不足。王氏研究仲景学术,不同于一般医家的逐条注释,而是立足实践,阐发其学术精华,并弥补不足,颇多卓见,为弘扬仲景学术作出了许多贡献。

(1)六经论治伤寒杂病:王氏一生对《伤寒论》潜心钻研,大胆提出伤寒、杂病分经统一论治的学术观点,并从理法方药角度加以论述,这不仅扩大了仲景六经辨证的治疗范围,而且把治疗杂病的方药也用于伤寒,对后世医学的发展有巨大影响。

王氏认为伤寒、杂病虽有外感、内伤之别,但均伤及脏腑、经络、气血,导致阴阳失调而发病。由于伤寒与杂病的病因不同,传变途径不同,人体的禀赋不同,表现于外的症状也必然有所不同。但内伤与外感也相互传变、相互影响、紧密联系,故不能绝然划分,亦不必强分。王氏强调外感可导致内伤,或内外同病;内伤可导致外感,或外内同病,而治疗伤寒和杂病的方药亦是活法在人,相互贯通,据外感与内伤主次矛盾之不同,采用标本缓急之法,或内主而兼外、或外主而兼内。伤寒从外而之内者,法当先治外而后治内;杂病从内而之外者,法当先治内而后治外;至于中外不相及,则治主病。

王氏伤寒、杂病分六经论治的学术思想,集中体现在《医垒元戎》及《此事难知》之中。尤以《医垒元戎》一书论述详尽而系统。王氏伤寒、杂病分经治疗学说,不仅扩大了《伤寒论》六经分证的治疗范围,而且从病机、辨证、治则、方药等各方面,都有新的阐发,对后世医学的发展具有深远的影响。

(2)祖仲景、承师意,知常达变:王好古治疗伤寒、杂病,既能扼守规矩方圆,不悖仲景之义,又能承师意而重视阴阳、脏腑、虚实、寒热辨证。临证又能独出机杼,他既用《伤寒论》的方剂治疗杂病,也用治杂病之方治疗伤寒。此外，他还将治伤寒方与治杂病方合并化裁以治伤寒及多种疾病。他认为，加减变化，活法在人，"惟知活法者其择之"。

伤寒方用治杂病 王好古常常将仲景治伤寒方化裁用治于杂病。如他用小柴胡汤加减治疗妇女肝郁之月经不调；用桂枝汤加减治疗风寒湿痹；用理中汤加枳实治疗胃寒吐逆；用通脉四逆汤治虚寒痢；用承气汤治疗下痢脉滑或下痢愈后复发等病。

杂病方用治伤寒 临证时，王氏亦大量应用治杂病之方加减化裁治疗伤寒，如在《医垒元戎·太阳证》中用易简杏子汤治疗伤寒咳嗽，认为无论外感风寒，内伤生冷，及虚劳咯血，痰饮停积，悉皆治疗。他还论述了具体的加减，若感冒得之，加麻黄等分；若脾胃素实者，用罂粟壳，去筋膜，碎，锉，以醋淹炒，等分加之，每服加乌梅一枚煮服，其效尤验；若呕逆恶心者，不可用此法。在卷二"太阳证"中用治疗伤食发热的紫霜丸治疗伤寒温壮，内夹冷实，或已得汗，身热不除，及变蒸发热，日久不解，因食成痫，俗呼为食迷风者。此外，他还把许多治疗杂病的方药列入六经证之条下。如治虚劳里急诸虚不足的黄芪建中汤和十全大补散列入太阳证条下；治老弱虚人大渴的门冬饮子和治痰饮内溢的五饮汤，列入阳明证条下；治感冒发热头痛与因痰饮凝积，发而为热的易简参苏饮列入少阳证条下；将加减理中汤和平胃散，列入太阴证条下；将补益心神的八物定志丸，列入少阴证条下；将益营卫、滋气血的四物汤和八物汤，列入厥阴证条下。这样既将仲景六经辨证应用于杂病治疗，又选用了治杂病的方药用以治疗六经证之变证，将伤寒与杂病的治疗有机地统一起来。杂病若出现六经中某一经的证候，即可投以相应的经方，伤寒若出现六经之外的某些变证，亦可辨证选用治疗杂病的方药。

治伤寒方与治杂病方合并化裁应用 王好古在临证时又常将治伤寒方与治杂病方合并化裁应用，使其治疗表里同病及其他病证。如将麻黄桂枝各半汤与平胃散、桔梗半夏汤、川芎当归汤、厚朴散相合并用，具有解表温中、泄热消痞、调经等功能，用治伤寒、时疾、疫气、痞满、冷积、癥瘕、月经不调、胃反、呕吐、泄利等十几种病证。经过化裁后的方剂，不仅应用范围增大，而且其功能亦与仲景原方有明显差别。

总之，王好古遵仲景之义，参用易水之法，当补则补，当泻则泻，或用伤寒之方治杂病，或用杂病之方治伤寒，或伤寒方与杂病方并用，加减化裁，灵活变通，往往出新义于原方之中，取奇效于意料之外。

（3）本《内经》，苦钻研，探讨伤寒之源：王氏对伤寒的病因进行了有益的探讨，他在《医垒元戎》和《此事难知》二书中均设立"伤寒之源"专篇予以讨论。王氏依据《内经》"冬伤于寒，春必病温"之旨，认为"内伤"（人本气虚）是伤寒发病的关键所在，并认为肾虚在伤寒发病中起重要作用。此外，王氏师承东垣，又认为脾胃内伤也是伤寒发病的重要原因，并因此提出"此伤寒之源，非天之伤人，乃人自伤也"。这都突出了内因在伤寒发病中的重要性。在论述伤寒的病因时，王氏还十分重视属于外邪中的雾露雨湿，认为雾露雨湿属浊邪可通过口鼻侵入人体，损伤脾胃阳气而成伤寒。他认为："霜降已后，春分已前，中雾露者皆为伤寒也。"其中王氏所谓的外邪可通过口鼻侵入的途径，对后世温病学派提出"温邪从口鼻而入"的启示颇大。

（4）针时弊、重禁忌，昭彰仲景之义：王氏在《医垒元戎》开篇即论"伤寒不可汗不可下不可吐诸证"，冠于六经分证之前，足见其对伤寒治疗禁忌之重视。他用大篇幅详细列举《伤寒论》诸不可汗、下、吐之证，并做了深入的剖析，最后指出何以如此强调不可汗、下、吐之由："不可汗、下、吐，一条三法，利害非轻，前人多列经后。大抵医之失，只在先药，药之错则变生。"自王叔和列不可汗、不可下、不可吐诸证于六经之后，历代伤寒诸家及世医，大都重视六经证候的研究，而对禁忌重视不够，渐至忽略。为强调其重要性，王氏在《医垒元戎》中单独设立"不可汗不可吐不可下"专篇，并将《伤寒论》中有关不可汗、不可吐、不可下的"禁忌"条文罗列起来，冠于《医垒元戎》卷首，置于六经分证之前，使人阅读时易于见到而不忘。他提出正治与禁忌同等重要，是研究伤寒之学的两个方面，不可偏废其一。王氏这一伤寒学观点，至为恳切，且直指时弊，在当时研究伤寒之学是一首创。同时，王氏还提出时忌、药忌、病忌的所谓"三忌"之说，认为时忌即"春夏不宜桂枝，秋冬不宜麻黄"；药忌即"已汗者不得再发，已利者不得再泄"；病忌即"虚人不宜用凉，实人不宜用热，其所犯之剂，当从缓而轻"。王好古认为，世医研习《伤寒论》，必须首先明了不可汗、吐、下诸禁。医者临诊用药，当详辨其证，谨慎处方，切忌妄用汗、吐、下法，否则变证丛生，贻害众生。王氏所论均为经验之谈，在临床上确有其实用价值。

另外，仲景著作中有些条文较深奥，读者往往一时难以通晓，洞达其旨。王氏特在《此事难知》中用问答的形式来加以阐发。该书载有王氏研究《伤寒论》的读书心得数十则，如"两感之邪从何道而入""辨伤寒言足经不言手经""六经传足传手经则愈"等。

4. 对针灸学的贡献

王氏临床虽以方药为主，但现存著作中，涉及针灸内容者，也有数十条之多，尤其是在《此事难知》一书中，比较系统地记载其运用五输穴方面的经验。书中亦提到了五输穴和原穴的使用、伤寒热病针灸法及阴证灸法等问题。

（1）原穴"拔源"说：王好古认为原穴可以拔源。原穴对本脏腑、本经脉的急、慢、虚、实证又有较好的调治作用，如辨证准确，用补或泻法针刺原穴，对于治疗疾病及巩固治疗效果均有积极作用。

（2）辨证辨时选用五输穴：王好古提出，必须先根据患者的临床表现，判断病在何脏何腑，明确经脉之所属，然后根据特征症状，决定使用哪一个五输穴，使各经五输穴的使用与各经的病候有机地结合在一起，做到辨证选穴，有的放矢。

在处理五输穴与四时的关系方面，王氏在《此事难知》中采用先辨证确定疾病所在的脏腑，然后根据季节选用五输穴的方法，即由《难经》的以病变脏腑决定腧穴类别和针刺的时机（季节）发展为以病变的脏腑决定经脉，再根据季节决定具体的腧穴。如病在肝选用肝经，春季刺该经井穴大敦，夏季刺荥穴行间，长夏刺输穴太冲，秋季刺经穴中封，冬季刺合穴曲泉，既兼顾了季节与五输穴的关系，又避免了上述不足，更具实用价值。

（3）根据五脏之色、臭、味、声、液选用五输穴：《内经》《难经》都详细记载了人体的五脏与五色、五臭、五味、五声、五液之间的关系，这是对疾病做出诊断的重要依据。《难经·四十难》还有"肝主色，心主臭，脾主味，肺主声，肾主液"的记载，说明五脏与五色、五臭、五味、五声、五液之间存在着错综复杂的关系。在病理状态下，各种具体的色、臭、味、声、液的变化，可以反映出具体的脏腑病变，而正常生理状态下色、臭、味、声、液的形成和运转又由另一脏器所主。例如：五味中的苦味反映了心的病变，而各种味觉的正常形成又由脾所主，有赖于脾之健运。因此，每种色、臭、味、声、液的异常皆与"所病"和"所主"两脏有关，治疗时必须两者兼顾，王氏根据《内经》《难经》中关于五脏与色、臭、味、声、液的说法选用五输穴的方法，又称五化叠元法，确有其合理的内涵。

（4）根据外邪阴阳属性配用五输穴：《此事难知·阴阳例》还记载了一种阴阳配穴法，这是根据外邪的阴阳属性配用五输穴的方法。王氏以脉象来判断患者所感邪气之阴阳属性，着眼点在外邪的属性，阳邪泻火穴，阴邪泻水穴，且水火补泻相反。本法立论的依据是补火穴可温经散寒，泻火穴可清泄邪热，补水穴可清热益阴，泻水穴可驱散寒邪，简明扼要，寓意深刻，有较好的临床使用价值。

（5）根据疾病传变规律配用五输穴：《难经·七十七难》曰："见肝之病，则知肝当传之与脾，故先实其脾气，无令得受肝之邪，故曰治未病焉。"据此，王氏在《此事难知·配合例》中记载了防传变的五输配穴法，即先确定患者病变脏腑，再根据五行乘侮关系确定可能被传变之脏，选穴时取两经的本穴（即五输穴中五行属性与该经五行属性相同者）和母穴（即五输穴中五行属性与该经五行属性有相生关系者）。病经之穴用泻法，传变之经用补法。若系母子关系的传变，《此事难知·母子例》采用针刺先病的母脏之本穴和子穴治疗。若为表里关系的传变，导致表里同病，《此事难知·兄妹例》采用针刺两经的本穴和子穴的方法治疗。这些方法根据疾病的发展规律灵活配穴，针对性强，在临床中得到广泛的应用。

（6）倡伤寒热病针灸说："针""刺"二字，屡见于王氏的医书中，如《医垒元戎·阳明证》记载："有热入血室谵语，阳明病下血谵语者，热入血室，但头汗出，刺期门。又妇人中风，经水适来，谵语，为热入血室，小柴胡汤，刺期门穴；有肝乘脾谵语，伤寒腹满谵语，寸口脉浮而紧，此肝乘脾也，名曰横，刺期门穴。"上文是将《伤寒论》"热入血室"的神昏谵语可刺理论作进一步发挥，一向为历代医家所认同。

王好古丰富和发展了《内经》《难经》的针灸学理论，为后世针灸临床提供了宝贵经验与借鉴，为针灸医学的传承作出了贡献。

5. 注重饮食调养

王氏在《汤液本草》中遵循《内经》"谷肉果菜，食养尽之，无使过之，伤其正也"之旨，精辟地论述了药疗与食疗的关系，说明药物是用于攻邪的，使用药物要适度，药力太过反而伤害身体，食物是用以补益精气的。因为凡是药物都有一定的偏性，只有在人体因阴阳偏颇生病时，药物才能以偏治偏，起到祛邪治病的作用；如果邪气基本已去，需要调理时就不必要用药物，而应当依靠谷肉果菜等气味平正的饮食来补益精气。为此，他在《汤液本草》一书中专列"五宜""五伤""五走"等篇，来讨论饮食的宜忌问题。其中的"五宜"是饮食五味与五脏相宜的论述。王氏的饮食与五脏相宜的理论，源于《内经》中的"五味五色所生""五脏所宜"之说，表明饮食五味与五脏之间的密切联系。不过，这种需要是有限度的，若超过限度则会出现"五伤"和"五走"。如"多食咸，则脉凝涩而变色"，这是因为"咸走血，血病毋多食咸"，指明心主血，其华在面，多食咸则伤心，心气衰弱，血行障碍，血液凝涩，脉道不通，血不荣于面，故面无华色，故饮食要适度。王氏所论的食疗也是治病过程中不可缺少的重要环节，确有道理。

【医案1】潞州义井街北浴堂秦二母病太阴证，三日不解，后呕逆恶心而脉不浮。文之（即宋廷圭，为好古弟子）与半硫丸，二三服不止，复与黄芪建中等药，脉中得之极紧，无表里，胸中大热，发渴引饮。众皆疑为阳证，欲饮之水。余与文之争不与。又一日与姜、附等药，紧脉反细沉，阳犹未生，以桂、姜、乌之类酒丸，每百丸接之，二日中凡十余服，渴止，脉尚沉细。以其病人身热，躁烦不宁，欲作汗，不禁其热，去其衣被盖覆；体之真阳营运未全，而又见风寒，汗不能出，神愦不醒。家人衣之，装束甚厚，以待其毙。但能咽物，又以前丸接之，阳脉方出而作大汗。盖其人久好三生茶，积寒之所致也。愈后，大小便始得通利。翌日，再下瘀血一盆如豚肝。然文之疑不能判，余教以胃风汤加桂、附，三服血止。其寒甚如此，亦世之所未尝见也，治宜详之。大抵前后证变之不同，以脉别之，最为有准，不必求诸外证也。（《阴证略例·海藏治验录》）

[分析]王好古在论述阴证的病因时，强调劳倦、禀赋素弱、饮食生冷等所致的"内已伏阴"是阴证的发病关键。本案患者因久好三生茶，致

脾胃积寒，内已伏阴，故案中首先指出其患太阴病。此案虽指为太阴证，但从先予半硫丸、黄芪建中汤不愈，继而治以桂、附、姜、乌之类，可知脾阳虚已发展为肾阳虚，并以肾阳虚衰为重点，乃脾肾阳虚，阴寒凝结，以致瘀血停蓄。宋文之予半硫丸、黄芪建中汤，反见胸中大热，发渴引饮，此为阳气得助，与阴寒交争之兆；然脉中得之极紧，示阴寒仍盛，但药轻病重，因其积寒太甚，内已伏阴，肾阳虚衰，非一般温阳之药可愈，因此坚不予水饮，免增其寒。患者胸中大热，发渴引饮，为真寒假热之象。以脉症，若真热，脉必洪大滑数，现为紧脉沉细，当属里虚寒积之证。渴止，身热，躁烦不宁，减去衣被，这是阳气来复，与阴邪相争之象。但以真阳之营运尚未完全恢复，所以略受风寒，即无以作汗，而神愦不省也。此处"神愦不省"为精神困顿、阴盛阳微的现象，非热盛神昏之比。但能咽物，说明胃气尚存。下瘀血如豚肝，为阴寒凝结的蓄血证。下血证有阴、阳之分，阳热实证，血色多鲜红；阴寒凝结，血色多紫黯。胃为多气多血之脏，肆啖生冷，阴寒侵胃，则气血凝结，便血如豚肝。本案舍症从脉，判为内真寒外假热之证，故投以大剂姜、附、桂等温阳散寒之品而愈。王好古对阴证的治疗首重太阴，强调温补，极力反对寒凉之品，如病入少阴、厥阴，则用姜、附等药，因此其弟子先予半硫丸、黄芪建中汤等。本案辨证始终是正确的，但先以半硫丸、黄芪建中汤温阳不愈，因药轻病重；后以桂、附、姜、乌之类，大温肾阳，逐步阳回寒消而向愈。服后下瘀血，是肾阳温通后，素日因寒积所凝聚的瘀血得到温运而下行的缘故。最后以胃风汤（人参、茯苓、川芎、肉桂、当归、白术、白芍）加桂、附，温肾健脾，三服血止，病痊。此案是王好古应用阴证理论的典型案例。

【医案2】李良佐子病太阳证，尺寸脉俱浮数，按之无力，谓其内阴虚，与神术加干姜汤。愈后再病，海藏视之，见神不舒，垂头不欲语，疑其有房过。问之犯房过乎？曰：然，头重目暗。因与大建中三四服，外阳内收，脉反沉小，始见阴候，又与已寒加芍药、茴香等丸五六服。三日内，约服六七百丸，脉复生，又用大建中接之，大汗作而解。（《古今医案按·劳复食复女劳复阴阳易》）

[分析]本案初病脉浮而数，为外感伤寒，邪热在表，但脉不实无力，知为素弱之体，阳气虚馁无力鼓动所致。愈后因房事动阳，未复之阳又伤，故见神不舒，垂头不欲语，头重目暗。至于投大建中汤后脉反沉小，知寒邪仍盛，非投以辛热峻剂不能收功。王好古论治阴证，极其重视内因在发病学上的作用，认为无论是内伤还是外感的发病，都是由于人体本虚，认为纵欲、平素体弱皆可导致"内已伏阴"，而"伏阴"又为易感外邪的内在因素。其观点与《黄帝内经》"邪之所凑，其气必虚""正气存内，邪不可干"的理论是一致的。治疗善用扶正祛邪之法，自制神术汤（苍术、防风、甘草、生姜、葱白）加减。本案初起之时，病太阳证，但尽寸脉俱浮数，按之无力，治以神术加干姜汤，方取苍术辛苦而温，其气芳香，温燥之中又能发散，既能燥脾胃之湿，又能散风寒之邪，配合辛热之干姜、葱白、防风、生姜、甘草以温中燥湿，健脾解表而愈。愈后因房事动阳，未复之阳又伤，阴盛阳衰，清阳不升，故治不更法，续投大建中汤温中补虚回阳。查服后脉反沉小，知寒邪仍盛，非投以辛热峻剂不能收功。故改用温散之力较强的已寒丸、大建中汤，药后阳回脉生，汗出而解。由此可见，王好古治疗外感以扶正温阳为本，重视内因，是其调治疾病的一大特点。

四、罗天益

（一）生平著作

罗天益，字谦甫，号容斋。元代真定藁城（今河北藁城县）人。约生于金兴定四年，卒于元至元二十七年（1220—1290）。

罗氏幼承父训，有志于读书，因青年时期正值金末乱世，乃投身于方技，潜心于岐黄之术。罗氏潜心苦学，但自认为所业未精，"恐贻人之讥，长切求师之志"。后来听说李东垣晚年还乡后欲招关门弟子传道于后世，尚无合适人选，经友人周德甫推荐，拜东垣为师。从此，师徒相亲如父子，罗氏受业十余年，虽酷暑严寒不敢稍怠，苦学不辍，潜心钻研，得东垣之真传，"发言造诣，酷类其师"，成为当时颇负盛名的医学家。

约于元宪宗二年（1252），罗氏被征召为军医，一再随军征战，往来于中原与幽燕各地。每到一处，访求师友，虚心好学，医术不断提高。后升至太医之职，奉召应请，为丞相及长官等治病，故其晚年所治患者多为上层人物及蒙古王公，这些在他的医案中都有较详细的记载。

罗氏性行敦朴，谦虚诚挚，治学本《内经》之旨，学术上承于张洁古、李杲，突出脏腑辨证、脾胃理论、药性药理的运用，具有明显的"易水学派"特色，成为易水学理论形成和发展过程中承前启后的一位重要医家。

罗天益在《卫生宝鉴》中收录的一则"自启"，实际上是他写给李东垣的拜师信。信中既有对李杲精湛医术的倾慕："驱驰药物，如孙吴之用兵；条派病源，若神禹之行水。是以问病而证莫不识，投药而疾靡不瘳。有元化涤胃之神功，得卢扁起人之手段。"也有对李杲为人的崇仰："谦以接物""忠于教人"，更反映了他对拜师的热切向往："伏望怜鄙夫之问，为之竭焉；见互乡之童，与其进也。使得常常之风，得闻昧昧之思。"后来罗天益如愿以偿，在李杲门下学习十余年，将脾胃学派的理论推而行之。这也可说是医学传承事业中的一段美谈。

李杲的高风亮节和精湛医术深深打动了罗天益，在东垣老人的精心培育下，罗天益成为德艺双馨的杰出医家，也成就了中国医学史上师生情深的一段佳话。罗天益堪称医界尊师之楷模，东垣去世后，罗氏事师母王氏如嫡母，供养十余年，葬之以礼，东垣谢世三十余年，他仍"祠而事之如平生"，寄托哀思，足见师徒情谊之深，展现了罗氏尊师美德，在杏林中传为美谈。

罗天益的著作有《卫生宝鉴》，以及在李杲去世二十年后整理李氏平生临证诊疗记录而成的《兰室秘藏》。此外，他还著有《药象图》《经方验》《医经辨惑》及协助李杲编纂了《内经类编》，又名《内经类编试效方》，可惜均已亡佚。

（二）学术思想

纵观罗氏一生的学术成就，主要有三点：一是继承并发展李杲的脾胃学说；二是创三焦寒热辨治理论；三是重视针灸药并用，综合治疗疾病。另外，罗氏对中风的论治也有自己的独特经验。

1. 继承并发展李杲的脾胃学说

罗氏对脾胃生理功能的论述，以《内经》理论为依据，在继承东垣脾胃学说的基础上又有所发挥。

（1）脾胃为本：李杲认为脾胃为元气之本，元气为五脏之本，脾胃伤则元气衰，元气衰则疾病所由生。他还认为脾胃为人身精气的升降运动之枢纽。而罗氏则吸收了东垣的上述思想并依据《内经》之理论而有所发挥，对脾胃生理功能的阐述还是比较全面的。

（2）重视升发：罗氏也十分重视脾气的升发，明确指出只有顺应自然界的变化，时刻注意培养脾胃升发之气，脏腑才能有所禀受，人体才能维持健康，反之则脾胃受损而气衰，五脏六腑无所禀受，百病丛生。这强调了脾气升发的重要性。

（3）完善了脾胃病的病因病机理论，弥补其师之未备：

饮食所伤需分食与饮　罗氏从实践出发，对脾胃内伤病因病机的分析，比其师李杲更为细致而有条理，而且在《卫生宝鉴》中分别提出"食伤脾胃论"和"饮伤脾胃论"来进一步探讨这个问题，明确指出脾胃内伤须分食伤和饮伤,并列出了不同的治法方药和验案加以说明。

劳倦所伤当辨寒与热 劳倦耗伤元气是脾胃内伤的又一个重要因素,并有中阳亏损,寒从内生之"虚中有寒"和元气下流,阴火上冲之"虚中有热"的不同病变转归。李杲在《脾胃论》中就有"饮食劳倦,喜怒不节,始病热中……若末传为寒中"之说,罗天益承袭东垣之说而加以发挥,把劳倦所伤分"虚中有寒""虚中有热"两类进行论治,使之更加详尽。

(4)重视整体观念:罗氏还很重视整体观念,他在重视脾胃的同时,亦非常重视其他各脏器对脾胃的影响。他依据五脏及五行之间的生克制化关系,认为各个脏腑的偏强偏弱,均能直接或间接地影响脾胃而发生病变,影响的情况和程度不同,导致的病变也不同。

(5)脾胃内伤病治疗特点:罗氏继承李杲治疗脾胃内伤病的益气升阳用药法度,但又不局限于其师的益气升阳诸方,而是精选历代名方,经精心化裁成为新方,大大丰富和发展了脾胃病的治法和方药。罗氏立法用药的特点是,重在甘辛温补,健脾消滞并施,慎用苦寒,反对滥用下法。

2.首倡三焦寒热辨治模式

三焦辨证之说,散见于《内经》《难经》《伤寒杂病论》。至后汉《中藏经》谓三焦总领五脏六腑,荣卫经络,内外左右上下之气;并根据其生理特点,病机变化,首次对上、中、下三焦实热、虚寒之病证做了归纳辨析。张元素著《脏腑标本用药式》,对其做了补充和发挥,并归纳了三焦虚实标本用药式。但两家均只字未提三焦寒热证的治疗。

罗氏禀承元素、东垣之学,在脏腑辨证的启示下,不仅对三焦寒热辨证有所发挥,而且首倡三焦寒热论治模式。他认为三焦为"元气之别使",是元气布散之所,三焦总领五脏六腑,并涵盖五脏六腑,较明确地指出了脏腑的三焦分属。他还认为三焦具有荣灌周身、和调内外、宣上导下的作用,三焦气机条达通泰,是脏腑安和的必要条件,特别是"中焦独治在中",乃气机升降之枢纽,若饮食不节,脾胃受伤,则能造成三焦气机紊乱而致病。

由于罗氏重视三焦的气机,因此他在临证中也常用三焦气机的变化来分析疾病。在审证用药方面,罗氏有辨治上、中、下三焦之分。罗氏认为在生理上三焦"气化"与其他脏腑有关,在发生病变时又彼此累及,故他所辨治的上焦病包括了心肺的病变,中焦病包括了脾胃的病变,下焦病包括了肝肾的病变。他在《卫生宝鉴》的"泻热门"和"除寒门"两篇中,论述了"上焦热""中焦热""下焦热""上焦寒""下焦寒"的区别,并在此基础上进一步阐明了"气分寒热"和"血分寒热"的异同,较完整地提出了三焦审证用药的模式。

3. 对针灸学的贡献

罗氏继承和发展了金元四大家的针灸学术思想,重视灸法和放血法的应用。

(1) 开创灸补脾胃三穴:因罗氏为东垣之徒,于脾胃之学颇有所得,故治疗时亦着重调补后天以扶正气。临床医家多重药调,罗氏则善用灸法补中益气,弥补东垣之不足。他以中脘、气海、足三里三穴组方,随证加减,着重灸补,开创灸补脾胃三穴之先河。他认为中脘为胃之募穴,能引胃气上行,有助胃气的作用;气海为任脉要穴,灸之可生发元气,滋荣百脉,长养肌肉,扶正固表;足三里为胃经之合穴,可壮脾温胃,且能引阳气下交阴分。三穴配合,共奏温养脾胃,强壮补虚,升提中气,调和阴阳之功。

(2) 刺血以疗阳热肿痛:李东垣临床常用放血疗法以治胃火、湿热、上热下寒诸症。罗氏踵而效之,把放血用于红、肿、热、痛诸症,也积累了不少经验。对于阳热病,罗氏常在红肿热痛处用燔针、三棱针、砭刺等,在阳热病位上进行针刺以放血排脓,开泄邪气,针对不同的病因与部位,分别采用不同的开泄方法。

（3）倡导大接经针法：所谓"接经针法"，主要是针刺井穴，以疏经接气，是专治中风偏枯的一种特殊配穴法。人体十二经各有一"井穴"，十二井穴为各经起点穴或终点穴，也是十二经的交接处，故针刺井穴，称之为"大接经针法"。罗氏在《卫生宝鉴》第七卷的"中风门"中引云岐子《学医新说》，详细记载了大接经从阳引阴、从阴引阳治中风偏枯的十二井穴名称及针刺部位。

（4）针灸药并用取佳效：罗氏重视疾病的综合治疗，使药物、针法、灸法、温熨等疗法互相配合。他认为，医药之大，关乎性命，择善从之，勿得过人。故此他十分注重学习前人经验，同时结合临床实践，根据病情需要，择良法施治。罗氏论治疾病，疗效肯定，除了因为他辨证准确外，还与他治疗疾病的手段多样有关。罗氏在治疗时或先针灸后药物或先药物后针灸，或针或灸，变化多样，但其要旨，则在于处方立论不偏于一，既能发挥针灸法的治疗作用，又能发挥药物的效能，从而提高临床疗效。

4. 中风论治经验

中风是临床常见病和多发病，罗天益在《卫生宝鉴》卷七中专列"中风门"论治中风。罗氏论治中风，继承汉唐至北宋从外风立论的遗风，顺应金元改革创新思潮，师从李杲重视内风，临证注重外风与内风并举，区分中脏、中腑。

（1）外风与内风并举：罗天益在论治中风时，深受其师李东垣的影响，治疗中风从"内风"着手。但他身处元朝，正是治疗中风从外风向内风转化的阶段。因此在他的治疗中可以体现出其师从李东垣，但又不局限于其师的内风治疗方法。他还注重对外风的治疗，如小续命汤、天麻丸、大秦艽汤、羌活愈风汤多注重对外风的治疗。罗氏在总结内风和外风的治疗经验基础上，结合自己的临床经验以及用药特色，从内风和外风两方面着手治疗，从而在治疗上突出内风、外风并举的特点。

（2）中风分三类：罗氏认为中风根据其临床表现可分为中腑、中脏及中脉。他在《卫生宝鉴·中风灸法》中说："风中脉则口眼㖞斜，中腑则肢体废，中脏则性命危。"中腑的症状主要表现为面颜显五色，伴有表证而脉浮，恶风恶寒，拘急不仁，或中身之后，或中身之前，或中身之侧。中脏的症状主要表现为唇吻不收，舌不能转而失音，鼻不知香臭，耳聋而眼瞀，大小便秘结。中脉则主要表现为口眼㖞斜，恶寒，四肢拘急。

（3）关注六经兼证：罗天益在应用小续命汤时，根据中风合并六经形证加减用药，以治兼证。若中风兼有汗恶风或无汗恶寒则为太阳经中风，前者用桂枝续命汤（小续命汤加桂枝，倍芍药、杏仁），后者用麻黄续命汤（小续命汤加麻黄，倍芍药、杏仁）。若中风兼无汗，身热不恶寒，或有汗，身热不恶风，则为阳明经中风，前者用白虎续命汤（小续命汤加石膏、知母、甘草），后者用葛根续命汤（小续命汤加葛根，倍桂枝、黄芩）。若中风兼无汗身凉则为太阴经中风，方用附子续命汤（小续命汤加附子一倍、干姜、甘草）。若中风兼有汗无热则为少阴经中风，方用桂枝附子续命汤（小续命汤加桂枝、附子、甘草各一倍）。凡中风无此四经六证混淆，系于少阴厥阴，或肢节挛痛，或麻木不仁，宜羌活连翘续命汤（小续命汤加羌活、连翘）。这就是依据六经之形证对小续命汤的加减。

（4）依四时用药：罗天益根据四时变化之不同，在药味加减上也有不同的变化。

（5）重风药血药：罗天益治疗中风重视风药和血药的应用，如小续命汤中用防风、防己；大秦艽汤中用羌活、秦艽、防风、独活；三化汤中用羌活；羌活愈风汤中用羌活、防风、防己、独活、秦艽；天麻丸中用羌活；其中羌活、防风使用频率最高，可见罗氏对风药的重视程度。罗氏在用祛风药的同时也注重养血以荣筋，所以在他的方中对血药的应用也颇多，如羌活愈风汤中应用熟地黄、生地黄、川芎、当归；大秦艽汤中应用川芎、当归、生地黄、熟地黄；天麻丸中应用当归、生地黄；小续命汤中应用川芎等。

（6）汗下需慎用：罗天益论治中风注重汗、下之戒，根据中脏、中腑不同又有所区分。中脏者宜下之，但下多则亡阴而损其荣，亡阴则损形；中腑者宜汗之，汗多则亡阳而虚其卫，亡阳则损气。故认为不可过汗过下，宜少汗、少下。

（7）用药防中风：对于中风的预防，罗天益在《卫生宝鉴》提出："凡人初觉大指次指麻木不仁或不用者"，宜先服愈风汤、天麻丸，以治未病，不治已病，否则三年内必有中风之疾也。

5.临证特色

（1）审病源详辨证，明经络知药性：罗氏作为临床大家，深知诊病求效之难。因此，他在临床上强调细审病源，详于辨证，明确经络，熟知药性，认为只有这样才能取得满意的疗效。对于病源，他认为"医者不可不审其病源，而主家不可不说其病源"，并引用孙思邈的"未诊先问，最为有准"来说明问诊的重要性，同时还引用苏东坡的"只图愈疾，不图困医"来说明患者应对医者告之以病源，而不应仅以医者诊脉为唯一手段。

（2）师法东垣，重视温补，慎用苦寒：罗氏师从李杲，临证诊病制方多采撷东垣精义，在临床实践用药上时时注意护养中土，益气升清，调补脾胃，善用辛热温药扶补阳气，并能随机应变。他反对孟浪用药，滥投苦寒，认为若苦寒太过，重伤脾胃，易致百脉失养，元气虚惫而后患无穷。

（3）针灸药并用，内外合治：针灸外治和汤药内服多重组合应用是罗氏治病的又一大特色。他认为，医药之大，关乎性命，应择善从之，因此他十分重视疾病的综合治疗，使药物、针法、灸法、温熨等疗法，互相配合，根据病情需要，择良法施治。

（4）重视剂型及给药方法：中药剂型与服药方法，也是决定临床疗效的重要一环，直接影响药物疗效的发挥。罗氏斟酌古方而参以己意，对剂型与服药方法进行了深入细致的研究，并灵活运用。罗氏主张急性病宜用汤剂，可使药效迅速发挥；或用散剂，因散剂易分散，奏效迅速，并对脾胃有一定的保护作用，故罗氏对食伤脾胃、饮伤脾胃的治疗多采用散剂，如治疗食伤的瓜蒂散，治疗饮伤的藿香散、五苓散等。另外，罗氏还应用散剂治疗耳部疾患，如治耵耳出脓的红棉散、耳内有恶疮的黄连散等，皆是"棉裹纳耳中"。罗氏常用丸剂来治疗慢性疾病。慢性疾病需要持久服药，丸剂在胃肠道中缓慢崩解，逐渐释放药物，作用持久，对毒性、刺激性药物还可延缓其吸收，减轻毒性和不良反应。

（5）重视药物的炮制：罗氏还根据临床实际需要，将部分中药进行必要的炮制与加工。如"法制陈皮"是用茴香、青盐、炙甘草、干姜、乌梅肉、白檀炮制，能消食化气，宽利胸膈，美进饮食。"醋煮三棱丸"所用的川芎、三棱、大黄均用醋炮制而成，用以治疗一切积聚。

总之，罗氏的医学思想，主要是承袭了李杲的脾胃理论，参以《内经》《伤寒》兼及诸家，并结合自己的长期医疗经验，进一步发挥而成。罗氏的治学精神，概以临证实践为主，不尚空谈理论，所以他专门阐发理论的著作较少，但是罗氏的理论，仍贯串于他探讨实际经验的各种论说之中。在易水学派诸家之中，他是一位从理论到实践，尤能以临床反证理论的医学家，在中医学史上是有卓越成就的。

【医案1】癸丑岁，予随王府承应至瓜忽都地面住冬，有博兔赤马剌，约年三旬有余，因猎得兔，以火炙食之，各人皆食一枚，惟马剌独食一枚半，抵暮至营，极困倦，渴饮潼乳斗余。是夜腹胀如鼓，疼痛闷乱，卧而欲起，起而复卧，欲吐不吐，欲泻不泻，手足无所措，举家惊慌，请予治之，具说饮食之由。诊其肤，气口大一倍于人迎。乃应食伤太阴经之候也，右手关脉又且有力。盖烧肉干燥，因而多食则致渴饮，干肉得湩乳之湿，是以滂满于肠胃，肠胃乃伤，非峻急之剂则不能去。遂以备急丸五粒，觉腹中转矢气，欲利不利，复投备急丸五粒，又与无忧散五钱，须臾大吐，又利十余行，皆物与清水相合而下，约二斗余，腹中空快，渐渐气调。至平旦，以薄粥饮少少与之。三日后，再以参术之药调其中气，七日而愈。（《卫生宝鉴·饮食自倍肠胃乃伤治验》）

[分析] 本案因暴食炙煿肉食，再以暴饮湩乳斗余，致肠胃损伤，胃气不能腐熟，脾气不能运化，三焦之气不能升降，故成伤食重症。过食烧烤兔肉，干渴难熬，再饮湩乳（即马奶酒）斗余，干肉得湩乳之湿，滂满于肠胃，脾胃升降失常，气滞于中，三焦之气不通，导致腹胀疼痛，起卧不安，手足无措，欲吐不吐，欲泻不泻。食伤脾胃，故气口大一倍于人迎，右关有力，气口为脾胃脉，故胃伤而气口紧盛。罗天益在脾胃内伤的病因病机方面，着重于研究李杲关于饮食劳倦，脾胃受损，元气不足，诸病由生的问题。认为饮食不节，肠胃俱实，胃气不能腐熟，脾气不能运化，三焦之气不能升降，以成疾患，并指出养生之道在于节食。认为胃伤有多少、轻重之分，并按病情轻重选用不同的治法和方剂。本案属伤于太阴，故治以备急丸、无忧散。备急丸（即三物备急丸）峻下之剂，以下肠中之食积；无忧散（以天南星为末）峻吐之剂，以吐胃中之食饮。肉积、乳饮上下分消，则肠胃气调，升降得和，则腹中空快，渐渐气调。再以薄粥及参术之药调养，自当痊愈。脾胃疾病，罗天益虽反对滥用下法，但此时患者已"阴气躁乱，神不能藏"，非以峻剂难以解除胃肠之填塞壅滞。为《素问·至真要大论》"补下治下制以急"之理，亦为《素问·阴阳应象大论》"其高者因而越之，其下者引而竭之"治疗大法的体现。本案症状虽急，但病因单纯易辨，罗天益当机立断，急下而吐，邪速去，则正自安，诸症易平。

【医案2】北京按察书吏李仲宽，年逾五旬，至元己巳春，患风证。

半身不遂，四肢麻痹，言语謇涩，精神昏愦。一友处一法，用大黄半斤，黑豆三升，水一斗，同煮豆熟，去大黄，新汲水淘净黑豆，每日服二三合，则风热自去，服之过半。又一友云，通圣散、四物汤、黄连解毒汤，相合服之，其效尤速。服月余，精神愈困，遂还真定，归家养病。亲旧献方无数，不能悉录，又增喑哑不能言，气冷手足寒。命予诊视，细询前由，尽得其说。予诊之，六脉如蛛丝细。予谓之曰：夫病有表里虚实寒热不等，药有君臣佐使大小奇偶之制，君所服药无考凭，故病愈甚，今为不救，君自取耳。未几而死。

有曹通甫外郎妻萧氏，六旬有余，孤寒无依，春月忽患风疾，半身不遂，语言謇涩，精神昏愦，口眼㖞斜，与李仲宽证同。予刺十二经井穴，接其经络不通，又灸肩井、曲池。详病时月，处药服之，减半。予曰：不须服药，病将自愈。明年春，张子敬郎中家见行步如故。予叹曰：夫人病全得不乱服药之力。由此论李仲宽乱服药，终身不救；萧氏贫困，恬憺自如获安。《内经》曰：用药无据，反为气贼，圣人戒之。一日，姚雪斋举许先生之言曰：富贵人有二事反不如贫贱人，有过恶不能匡救，有病不能医疗。噫，其李氏之谓欤。（《卫生宝鉴·用药无据反为气贼》）

[分析] 中风一证，前人有中脏中腑之说，但辨证不难。罗天益在《卫生宝鉴·中风论》中说："风者百病之始，善行而数变。行者动也，风本为热，热胜则风动。"上述两患者均为年高之人，气血不足，感受风邪，中于经络，故见半身不遂、四肢麻痹、言语謇涩、口眼㖞斜等症，并由经络而及脏腑，见精神昏愦。本案两患者同患中风，一者听信他人之言胡乱服药而死，一者经罗天益调治慎用药物而愈，目的在于告诫世人不要乱用药，强调"用药无据"之害。文中按察书吏李仲宽，富贵之人，阿谀奉承之人众，不明医理，用药无据，造成严重后果；而曹通甫外郎妻萧氏，六旬有余，孤寒无依，恬憺自如，同患中风，只施针灸，即使用药，也是根

据疾病发展的各个阶段，辨证施治，而且均减半使用，故"明年春，张子敬郎中家见行步如故"。由此联想到李仲宽乱服药，终身不救，罗天益感叹曰"夫人病全得不乱服药之力"。指出为医者，人命关天，用药前应先审岁时太过不及之运，察人之血气饮食勇怯之殊，病有虚实浅深在经在脏之别，药有君臣佐使大小奇偶之制，治有缓急因用引用返正之则，谨慎用药。若无病服药，易伤其正，用药无据会玩忽人命，滥用苦寒药物易损伤脾土，所以应详辨其名与实是否相符，不可不辨。无病服药，还可以理解为患者不知养生之理，而医者用药无据更是难辞其咎。罗天益在其著作中引用数个案例说明医者乱用药致人身死，提醒世人要明了此理。

第四章 齐鲁医派

齐鲁医派是指产生在齐鲁大地上，深深植根于齐鲁文化，始于春秋战国，流传至今的具有地域性特色的医学流派与学术群体[1]。齐鲁文化历史悠久，源远流长，是儒家文化的发源地。中医史上扁鹊学派就是春秋战国时期在齐鲁大地上形成的。扁鹊学派是在战国、秦汉时期产生过重大社会影响的医学学派，并最终衍生发展为具有山东地方特色的齐鲁医派，对中医学的发展产生了重大影响。

在中医学发展史上，齐鲁大地名医辈出，自春秋时期名医扁鹊（秦越人），到汉代淳于意，以及晋代医家王叔和、宋代儿科大家钱乙、金元名家成无己，到清代尊经派大家黄元御，再到当代名医刘惠民、张志远等，他们各有所长，不断传承和完善齐鲁医派学术体系。

第一节 齐鲁医派概述

一、齐鲁医家

我国幅员辽阔，地大物博，不同地域有着不同的地理、气候、物产、民俗，在长期的发展过程中形成了相应的地域文化。地域的接近、文化的交流、学术的传承是地域学术流派形成的重要因素。古代交通不便，信息闭塞，处于同一地域的医家有相对较为便利的学术交流机会，相同的文化背景、心理认同感，以及面临类似的疾病谱，使他们在学术观点、思维方式上趋于一致，从而促进地域性学术流派的形成。

山东位于我国东部沿海，黄河下游，地处东海之滨，东部为半岛，中南部为山地丘陵，西部、北部属于华北平原。山东历史文化悠久，素有"孔孟之乡、礼仪之邦"的美誉。商代即为其统治中心，周代齐国以"通商工之业、便鱼盐之利，而人民多归"，思想上兼容并包，国力强盛；鲁国上承周朝礼仪，尊尚仁义，是齐鲁文化的根源。

齐鲁医学是齐鲁文化不可分割的组成部分。《素问·异法方宜论》："东方之域，天地之所生也。鱼盐之地，海滨傍水，其民食鱼而嗜咸，皆安其处，美其食。鱼者使人热中，盐者胜血，故其民皆黑色疏理。其病皆为痈疡，其治宜砭石。故砭石者，亦从东方来。"大汶口文化遗址出土的砭石数量众多，可为之证。《史记·扁鹊仓公列传》是我国正史中第一部医家传记，扁鹊、仓公均为齐鲁医家。扁鹊，又名秦越人，春秋战国时齐国卢邑（今山东省济南市长清区）人。扁鹊以脉诊和针法著称，《史记·扁鹊仓公列传》有"扁鹊言医，为方者宗""至今天下言脉者，由扁鹊也"的记载。仓公为西汉初年临淄（今山东省淄博市）人，名淳于意，曾任齐太仓长，故称太仓公或仓公。淳于意学于公孙光，并从公乘阳庆学黄帝、扁鹊脉书，精于医道，辨证多依脉象，治病多从方药。《史记》中记录了仓公诊籍25则，是中医学最早的医案。

后世齐鲁医派著名医家，如王熙，字叔和，山阳郡高平（今山东省济宁市微山县）人，晋代太医令。王叔和编次整理了张仲景的《伤寒杂病论》，为宋以前伤寒八大家的第一人，同时编撰了我国第一部脉学专著《脉经》，并在《脉经》中保留了大量《伤寒论》内容。北宋医家钱乙，郓州（今山东省泰安市东平县）人，著《小儿药证直诀》，后世称为"儿科鼻祖"。金代成无己，聊摄（今山东省聊城市）人，著《注解伤寒论》，是对《伤寒论》的第一次全面注解，并创新性地开展了"以经证论"的研究方法。成无己又撰《伤寒明理论》，解释演绎了《伤寒论》中常见的五十余种症状，明示了《伤寒论》的辨证思路。清代黄元御，昌邑（山东省潍坊市昌邑县）人，因治愈乾隆之疾，得赐"妙悟岐黄"匾额，著《四圣心源》《四圣悬枢》《素问悬解》《玉楸药解》等，为尊经派代表人物。

南北朝时期，祖籍山东诸城的徐氏医学家族相传8代，历时200余年，史书有记载者，如徐熙、徐秋夫、徐道度、徐叔响、徐文伯、徐嗣伯、徐成伯、徐雄、徐践、徐之才、徐之范、徐敏齐、徐复等。徐道度著《疗脚弱杂方》，是世界上最早的脚气病专著。徐叔响在针灸、小儿科、本草学上均有研究。徐之才是中国医学史上著名医家，《北史》《北齐书》记载徐之才被封西阳王，任尚书令，著《徐王八代家传效验方》《徐氏家秘方》《徐王方》等，另有《药对》（或作《雷公药对》）传世。他提出了中医方剂配伍的宣、通、补、泻、涩、滑、燥、湿、轻、重十剂学说，以及孕妇逐月养胎法等。徐氏家族医学流派历时二百余年，名医众多，医名显赫，在中国医学史上是罕见的。

总之，齐鲁医派以扁鹊、仓公为早期代表，王熙、徐之才、钱乙、成无己、黄元御为中坚，包括现代张志远、王新陆等，在我国中医药发展史上具有重要地位。

二、齐鲁医派的形成

齐鲁医学在战国时期已基本成形。20世纪50年代，陈直在《玺印木简中发现的古代医学史料》（《医学史集刊》，1958年第1期）中，根据玺印木简中发现的古代医学史料，把春秋战国至秦汉时期的医学划分为"秦派"和"齐派"，《史记》中有秦太医李醯因为嫉妒扁鹊医术，使人刺杀扁鹊的记载，即反映了两派医学的斗争。关于齐鲁医派，国内学者首先提出"齐派医学"这一名称。20世纪80年代，俞慎初在《中国医学简史》中明确指出扁鹊和仓公同属"齐派医学"。齐派医学存在两个学术团体，一个以扁鹊为核心，一个以仓公为核心。两派形成了完整的传承谱系，秦越人师承长桑君，授徒子明、子豹、子同等；淳于意师承公孙光和公乘阳庆，授徒宋邑、高期、王禹等。齐派医学有丰富的医学著作，如长桑君授给秦越人的《禁方》；公孙光授给淳于意的《方化阴阳》《传语法》；公乘阳庆授给淳于意的《黄帝脉书》《扁鹊脉书》《上经》《下经》《五色诊》《奇咳术》《揆度》《阴阳外变》《药论》《接阴阳禁书》等；淳于意授给宋邑、高期、王禹等的《五诊》《经脉上》《经脉下》《奇络结》《论俞所居》《案法》《逆顺》《论药法》《定五味》《和齐汤法》《四时应阴阳重》等。

第二节　齐鲁医派著名医家及学术思想

一、扁鹊

扁鹊，又名秦越人，卢国人，班固考证约为勾践、赵简子同时代。余瀛鳌认为扁鹊"是我国先秦时期最有代表性的医学家，也可以说在国际医学界，是一位在诊法和治疗等方面具有杰出贡献的早期世界名医"，司马迁认为"扁鹊言医，为方者宗，守数精明，后世修序，弗能易也。""至今天下言脉者，由扁鹊也。"

（一）生平著作

据《史记·扁鹊仓公列传》记载：扁鹊授艺于长桑君，长桑君将《禁方》传于扁鹊。章学诚《文史通义·易教上》认为"六经皆先王之政典也"。余嘉锡认为："《汉志》谓诸子出于王官，皆起于王道既微，诸侯力政，时君世主，好恶殊方，是以九家之说，蜂出并作。"春秋之前，学问皆在王官，医学书籍概莫能外，长桑君所出《禁方》当亦出自王官。

《汉书·艺文志》载"《扁鹊内经》九卷，《外经》十二卷"，《史记·扁鹊仓公列传》记载公乘阳庆授给淳于意的《扁鹊脉书》等，可见汉初扁鹊著作颇有流传。目前保留下来的扁鹊著作有《难经》。《中国医籍考》：唐初杨玄操曰，《黄帝八十一难》者，斯乃渤海秦越人所做也……越人乃采摘英华，抄撮精要，二部经内凡八十一章……名为《八十一难》，以其理趣深远，非卒易了故也。一般认为《难经》为羽翼《内经》之作，设"问难之词"，丰富和发展了《内经》。徐大椿《难经经释·序》认为"（《难经》）其间有殊法异议，其说不本于《内经》，而与《内经》相发明者，此则别有师承"，认为《难经》并非本于《内经》，而是与《内经》处于同一层次的著作。余嘉锡认为："《难经》《素问》《灵枢》同为张仲景撰《伤寒论》时所采用，其为医家古书了无疑义，不始于吕广作注，更不始见于《隋志》也。《史记·仓公传》所谓《黄帝扁鹊脉书》，疑即指《难经》言之。"指出《内》《难》二经本非一体，各成一家之言。

（二）学术思想

1. 扁鹊与齐鲁脉学

脉学流派是指在中医脉学学科内，因不同的师承而形成的以独特的理论主张、技艺、方法为基础的学术派别。以《难经》为先导，王叔和《脉经》继之的齐鲁脉学，提出了"独取寸口"诊脉法，标准化了脉学体系，对中医脉学产生了巨大影响，成为中医学传承至今的主要脉学流派。

（1）脉学起源：现存最早的脉学文献当推张家山汉墓出土的简书《阴阳脉死候》《脉法》和马王堆汉墓出土的帛书《阴阳脉死候》《脉法》等。如《足臂十一脉灸经》足厥阴脉后记载："循温（脉）如三参舂，不过三日死。温（脉）绝如食顷，不过三日死。烦心，有（又）腹张（胀），死。不得卧，有（又）烦心，死。唐（溏）泄恒出，死。三阴病杂以阳病，可治。""（脉）如三参舂"，指脉搏的跳动像三个人手执木棒一起舂米，类似于现在的奔马律。《史记·扁鹊仓公列传》有扁鹊、仓公应用脉诊的具体记载。《内经》有详细的脉诊内容，以"三部九侯"为主的遍诊脉法是脉诊主流，也记载了平旦取寸口脉的诊法。

《难经》确立了"独取寸口"的诊脉方法，并对脉诊原理开展探讨。《淮南子·泰族训》评论道："所以贵扁鹊者，非贵其随病而调药，贵其摩息脉血，知病之所从生也。"《盐铁论》亦称："扁鹊抚息脉而知疾所由生，阳气盛则损乏而调阴，寒气盛则损乏而调阳。"《史记·扁鹊仓公列传》仓公淳于意曰："古圣人为之脉法，以起度量，立规矩，县权衡，案绳墨，调阴阳，别人之脉各名之，与天地相应，参合于人，故乃别百病以异之，有数者能异之，无数者同之。"脉与天地相应，随时空而有盛衰，与天地相感应，具体在人体之中，是所有疾病辨别的标准，从而建立脉学体系。西晋王叔和作《脉经》，将五脏六腑的脉诊部位分别配在左右手的寸关尺三部，脉学遂成为一门独立学科。

（2）齐派脉学：齐派医学的主要代表医家为秦越人、淳于意以及后世的王叔和。

秦越人以脉诊著称，《难经》确立了"独取寸口"脉法在脉学中的地位，正如《史记·扁鹊仓公列传》所言："至今天下言脉者，由扁鹊也。"《汉书·艺文志》记载其著作还有《扁鹊内经》和《扁鹊外经》，均亡佚。《脉经·扁鹊脉法》记载："扁鹊曰：人一息脉二至谓平脉，体形无苦。

人一息脉三至谓病脉，一息四至谓痹者，脱脉气，其眼睛青者，死。人一息脉五至以上，死，不可治也。"这些记载与《难经》基本相符，均为从脉形、至数来判断病情的诊脉方法。

仓公在诊籍中有许多以脉诊病的案例。如凡"治病人，必先切其脉乃治之"，以脉诊作为主要的诊断依据。诊籍共记载医案25例，有脉象者20例，多以脉象辨明病机，判断愈后。扁鹊在战国秦汉时期影响很大，陆贾《新语·术事》："故制事者因其则，服药者因其良。书不必起仲尼之门，药不必出扁鹊之方。"反向推测，汉代书籍多出于"仲尼之门"，药方多来自"扁鹊之方"，是故司马迁尊崇扁鹊为"方者宗"，是人数最多、影响最大的医派。

王叔和全面总结和整理了包括《内经》《难经》《伤寒论》等文献中的脉学内容，编撰了中国医学史上第一部脉学专著《脉经》。《脉经》中多处记载扁鹊脉学，书中所载的24种脉象，与诊籍中部分脉象名称相同，所以王叔和是齐派脉学的重要传承者，《脉经》所确立的三部定位法影响甚大，沿用至今。

齐派脉学形成于中医学奠基时期，对中医学的影响很大。至今脉学仍然是中医师临床诊治疾病的重要手段，也是患者品评中医诊断水平的重要标准。目前山东的脉学研究走在全国的前列，这也是齐鲁医派继承先贤，开拓创新的表现。

2.经脉学说

（1）十二经脉是动所生病：《灵枢·经脉》将十二经脉所主病证分为"是动则病"与"所生病"两大类。《难经·二十二难》："经言脉有是动，有所生病，一脉辄变为二病者，何也？然：经言是动者，气也；所生病者，血也。邪在气，气为是动；邪在血，血为所生病。气主煦之，血主濡之。气留而不行者，为气先病也；血壅而不濡者，为血后病也。故先为是动，后所生病也。"以气血区分"是动病"和"所生病"，认为外邪侵袭人体，存在在气、在血的不同阶段。影响及气，致"气留而不行"，形成"是动病"。气为血之帅，血行依赖气的推动，气病必及于血，"血壅而不濡者，为血后病也"，为"所生病"。

《难经》理论对后世叶天士的络病理论产生了重大影响。叶天士发挥《黄帝内经》《难经》《伤寒杂病论》中的有关思想，认为人之疾病，病程有长短，病情有轻重，是由于邪气侵及人体，有伤及经络、气血的不同。凡病程短、病情轻者，邪气仅伤及人体气分，病位在经；若疾病迁延日久，病程长，病情较重，则邪气深入，由气及血，伤及血络，"初为气结在经，久则血伤入络""百日久恙，血络必伤""久病入络""久痛入络"等。

（2）奇经理论：《内经》中虽有冲任督带名称，但无"奇经"这一说法。《难经》首次提出了"奇经"的概念，又对奇经八脉多有解释，丰富了中医经络学说。

关于奇经循行、含义。《难经·二十八难》曰："督脉者，起于下极之俞，并于脊里，上至风府，入属于脑。"督脉，督即察看、督促之意，强调了督脉对人体诸阳经的总督、统领作用。《难经·二十八难》曰："冲脉者，起于气冲，并足阳明之经，夹脐上行，至胸中而散。"冲脉是奇经中分布最广的一条经脉，并足少阴、阳明之脉，渗三阴、灌诸阳，联络于任、督二脉，故有"血海""十二经脉之海"之称，病候也表现出"逆气"之状。《难经·二十八难》曰："带脉者，起于季胁，回身一周。"《难经会通》曰："带之为言，束也。总束诸脉，使不妄行，如人束带而前垂，故名。"带脉之名指其具有约束纵行经脉的作用。《难经·二十八难》曰："阳跷脉者，起于跟中""阴跷脉者，亦起于跟中"。跷脉之名反映了其与下肢运动有关。《难经·二十八难》曰："阳维、阴维者，维络于身，溢蓄不能环流，灌溉诸经者也。"维者，维持之义，此脉为诸脉之纲维，故曰维脉。维脉之名说明其在人身主要行使对阳经和阴经的连络、调节作用。

奇经八脉与十二正经、奇恒之府的关系。奇经中除带脉是环腰一周外，其余均为从下向上纵行排布，在循行中与脏腑、经络、奇恒之腑存在复杂联系。如督脉、阳维、阳跷脉联系人体诸阳经，任脉、阴维、阴跷脉联系人体诸阴经，冲脉主要与阳明经、少阴经相连，带脉约束纵行诸经等。任、督、冲三脉皆起于胞中，"一源而三歧"。冲脉后支连于督脉，督脉并于脊里，入肾、入心、入脑……可见奇经八脉与奇恒之府的密切联系。

奇经八脉的功能。《难经·二十八难》："比于圣人图设沟渠，沟渠满溢，流于深湖，故圣人不能拘通也。而人脉隆盛，入于八脉，而不环周。故十二经亦不能拘之。"人体十二经气血满溢时会归藏于奇经之中，犹如降水较多时水流就会循沟渠储藏至湖泊中一样。同样，当人身需要气血时，奇经八脉就会将所存气血外输于十二经脉而充养周身。"圣人图设沟渠""沟渠"可解为络脉。喻嘉言《医门法律·明络脉之法》："《难经》原有络脉满溢，诸经不能复拘之文，是则八奇经出于十二经脉之外，经脉不能拘之，不待言矣。"可见络脉与奇经联系，血自络脉入于奇经，不复为正经所约束。叶天士有补络之法和温润奇经之法，其用药均为血肉有情之品，大约依据于此。

奇经病证特点。《难经·二十八难》："督之为病，脊强而厥。"邪入督脉，经气阻滞，脊柱筋脉拘急，腰脊强直疼痛、项强、俯仰辗转困难。《难经·二十九难》："任之为病，其内苦结，男子为七疝，女子为瘕聚。"《难经经释》解释为"结，坚结凝滞也。任脉起胞门行腹，故为内结。"任脉行于少腹、大腹、脘腹、咽喉，常与月经不调、不孕不育、疝气、带下、瘕聚、睾丸肿痛、胃脘痛、咽喉痛、胸痛、虚损等病证相关。《难经·二十九难》："冲之为病，逆气而里急。"《素问·骨空论》："冲脉为病，逆气里急"，冲脉与足阳明经合，上至胸中，故其病在上与肺、胃相关。如

《素问·举痛论》中寒气客于冲脉，"寒气客则脉不通，脉不通则气因之，故喘动应手矣。"此说冲气犯肺。《素问·痿论》"冲脉者，经脉之海也，主渗灌溪谷，与阳明合于宗筋，阴阳揔宗筋之会……故阳明虚则宗筋纵，带脉不引，故足痿不用也。"此说冲脉与阳明经会于宗筋，如冲脉不得荣养，可形成痿证。如冲脉气逆，临床上可冲胃犯肺，病极之人的呃逆、呕吐，病涉冲脉，气喘也与冲脉相关。《难经·二十九难》："带之为病，腹满，腰痛溶溶，若坐水中。"带脉循行，《奇经八脉考·带脉》："带脉者，起于季胁足厥阴之章门穴，同足少阳循带脉穴，围身一周，如束带然。"带脉为病，经气不利，常腹部胀满、腰部疼痛等。《难经·二十九难》："阴跷为病，阳缓而阴急；阳跷为病，阴缓而阳急。"跷脉经气不利，常见肌肉筋脉痉挛拘急，弛缓痿废。《难经·二十九难》："阳维维于阳，阴维维于阴，阴阳不能自相维，则怅然失志，溶溶不能自收持。阳维为病苦寒热，阴维为病苦心痛。"维脉经气不利，常见寒热互作、心痛等病证。

3.扁鹊针灸学说

（1）左为押手：《难经·七十八难》："知为针者，信其左；不知为针者，信其右。当刺之时，必先以左手压按所针荣输之处，弹而努之，爪而下之，其气之来如动脉之状，顺针而刺之。""左手见气来至，乃内针；针入，见气尽，乃出针。"在针刺手法上，左手探明穴位，取准定位，按压进针，进针后候气催气，得气后补泻操作，出针后按压针孔以补泻等。

（2）针法应合四季：《难经·七十难》："春夏者，阳气在上，人气亦在上，故当浅取之；秋冬者，阳气在下，人气亦在下，故当深取之。""春夏温，必致一阴者，初下针，沉之至肾肝之部，得气，引持之阴也；秋冬寒，必致一阳者，初内针，浅而浮之至心肺之部，得气推内之阳也。"针刺的浅深需依照四时阴阳的升降变化，春夏浅刺，秋冬深刺且"春夏必致一阴"，针法由深出浅；"秋冬必致一阳"，针法由浅入深。

（3）迎随补泻：《难经·七十二难》："所谓迎随者，知营卫之流行，经脉之往来也。随其逆顺而取之，故曰迎随。"依据营卫运行、经脉气血运行来迎随补泻操作。迎为泻法，逆着经脉而刺；随为补法，顺着经脉而刺。

（4）营卫补泻：《难经·七十六难》："当补之时，从卫取气；当泻之时，从荣置气……营卫通行，此其要也。""得气，因推而内之，是谓补；动而伸之，是谓泻。"进针得气后，推进下插，从卫分引阳气深入为补；摇动针身，由深向浅抽提，从营分引阴气外出为泻。此法在后世发展为提插补泻法。

二、仓公

仓公，本名淳于意。西汉初年临淄（今山东省淄博市临淄区）人，约生活于公元前215—前140年间，汉代著名医学家，曾任齐国太仓长，史称仓公。

（一）生平著作

仓公自幼喜爱医学，拜同郡公孙光为师，后经公孙光引荐，拜师公乘阳庆，公乘阳庆以"禁方"授仓公，包括《脉书》《上下经》《五色珍》《奇咳术》《揆度阴阳》《外变》《药论》《石神》《接阴阳禁书》等。仓公由此医道大进，辨病证，决死生，其效大验。

当时赵王刘遂、吴王刘濞、济南王刘辟先后征召为侍医，不就，由于齐王为他医误治而死，迁怒于仓公。汉文帝四年（公元前176年），以"不以家为家，或不为人治病，病家多怨之者"，递解长安，按罪论刑。《史记·扁鹊仓公列传》记载："文帝四年中，人上书言意，以刑罪当传西之长安。意有五女，随而泣。意怒，骂曰：'生子不生男，缓急无可使者！'于是少女缇萦伤父之言，乃随父西之长安。上书曰：'妾父为吏，齐中称其廉平，今坐法当刑，妾切痛死者不可复生，而刑者不可复续，虽欲改过自新，其道莫由，终不可得。妾愿入身为官婢，以赎父刑罪，使得改行自新也。'书闻，上悲其意，此岁中亦除肉刑法。"缇萦救父的行为，在《史记·孝文本纪》《汉书》《资治通鉴》均有记载，被奉为中国传统孝道的榜样，对后世影响很大。从获罪病家以及临刑叱女可以推断，淳于意性格过于高傲，临事迁怒推责，应为后来者戒！

《史记》记载汉文帝与仓公讨论医事，仓公将其行医过程中的病案进行汇报，被后世称为"诊籍"，是现存最早的完整医案。《史记·扁鹊仓公列传》记载：

意家居，诏召问治病诸事，具悉而对。

问："所诊治病，病名多同而诊异，或死或不死，何也？"对曰："病名多相类，不可知，故古圣人为之脉法，以起度量，立规矩，悬权衡，案绳墨，调阴阳，别人之脉各名之，与天地相应，参合于人，故乃别百病以异之，有数者能异之，无数者同之。然脉法不可胜验，诊疾人以度异之，乃可别同名，命病，主在所居。今臣意所诊者，皆有诊籍。所以别之者，臣意所受师方适成，师死，以故表籍所诊，期决死生，观所失所得者合脉法，以故至今知之。"

仓公以脉法作为辨别疾病的标准，是齐鲁脉学自扁鹊以下的延伸。

（二）学术思想

1. 诊籍

由上文可知，诊籍是通过淳于意回答汉文帝的医学提问而被史书记载下来的医案。诊籍现存25例，其中男性18例，女性7例；有姓名者21例；

有籍贯者4例。在病因方面：房劳者7例，酒伤者5例，食伤者2例，忧怒者2例，患蛲虫者1例，坠伤者1例，寒湿者2例，汗出者3例，伤风者2例。患者职业有王侯将相、达官贵人，有庶民奴仆及侍者医生。涉及内科15例，妇科6例，儿科2例，外科、口齿科各1例。治疗方法服药11例，针灸5例，熏药、冷敷、含漱各1例。诊籍详细记录了患者的性别、出身、病因、治疗过程，被后世所沿用。关于治疗效果，仓公并不隐瞒，诊籍中记载了10例死亡病例，"意治病人，必先切其脉，乃治之。败逆者不可治，其顺者乃治之。心不精脉，所期死生视可治，时时失之，臣意不能全也。"

望诊方面，仓公按照五行生克原理判病情，决死生。

【医案】齐丞相舍人奴从朝入宫，臣意见之食闺门外，望其色有病气。臣意即告宦者平。平好为脉，学臣意所，臣意即示之舍人奴病，告之曰："此伤脾气也，当至春鬲塞不通，不能食饮，法至夏泄血死。"宦者平即往告相曰："君之舍人奴有病，病重，死期有日。"相君曰："卿何以知之？"曰："君朝时入宫，君之舍人奴尽食闺门外，平与仓公立，即示平曰，病如是者死。"相即召舍人而谓之曰："公奴有病不？"舍人曰："奴无病，身无痛者。"至春果病，至四月，泄血死。所以知奴病者，脾气周乘五藏，伤部而交，故伤脾之色也，望之杀然黄，察之如死青之兹。众医不知，以为大虫，不知伤脾。所以至春死病者，胃气黄，黄者土气也，土不胜木，故至春死。所以至夏死者，脉法曰"病重而脉顺清者曰内关"，内关之病，人不知其所痛，心急然无苦。若加以一病，死中春。一愈顺，及一时。其所以四月死者，诊其人时愈顺。愈顺者，人尚肥也。奴之病得之流汗数出，灸于火而以出见大风也。

[分析]仓公望患者面色青黄，色青而无光泽，是为"死青"。"脾

气周乘五藏",意为脾主四时,病色为黄。春季肝木当令,木克脾土,土衰又不能生木,"死青之兹","兹"为草木,草木不得脾土滋养,故为死。不死于春季,至夏方绝,是患者尚肥壮,但饮食中汗出过多,是火盛生风的表现,及至夏季火旺,更伤肝木而毙。

脉诊方面,诊籍中大量使用脉诊来判断疾病。

【医案】齐王中子诸婴儿小子病,召臣意诊,切其脉,告曰:气鬲病。病使人烦懑,食不下,时呕沫。病得之心忧,数忔食饮。臣意即为之作下气汤以饮之。一日气下,二日能食,三日即病愈。所以知小子之病者,诊其脉,心气也,浊躁而经也,此络阳病也。脉法曰:脉来数疾去,难而不一者,病主在心。周身热,脉盛者,为重阳。重阳者,荡心主。故烦懑食不下,则络脉有过,络脉有过则血上出,血上出者死。此悲心所生也,病得之忧也。

[分析] 此案以脉言病机,脉症合参,甚为精深。传统中医学中情志因素导致的儿科疾病较为少见。此案中"病得之心忧",忧则气结,格拒中焦,气机上下不得通畅,故见"烦懑,食不下,时呕沫"的气鬲病。"脉来数疾去"是现在的洪脉,"难而不一"是脉有歇止,病位在心。脉盛加身热是谓重阳,扰乱心血。胃之大络上入于心,心血热扰及胃则烦懑食不下。本病起于忧思,病及肠胃,仓公以下气汤治之胃肠,可解胃肠郁结,但忧思不除,恐其后发。手少阴心经"其支者,从心系,上挟咽",心血热则上出,就恐预后不良了。

治疗方面,诊籍记载了多种治疗方法。治法上主要是汤药,也有针灸法,如"故济北王阿母自言足热而懑,臣意告曰:热蹶也。则刺其足心各三所,案之无出血,病旋已。病得之饮酒大醉。"热病可给予物理降温,"菑川王病，召臣意诊脉，曰：蹶上为重，头痛身热，使人烦懑。臣意即以寒水拊其头，刺足阳明脉，左右各三所，病旋已。病得之沐发未干而卧。"诊籍中有汤剂、丸剂、散剂、酒剂、含漱剂，以及催乳、冷敷、阴道坐药和外敷等剂型的使用，如"菑川王美人怀子而不乳，来召臣意。臣意往，饮以莨菪药一撮，以酒饮之，旋乳。"

2. 脉学

仓公师从公乘阳庆，得《黄帝扁鹊脉书》，有人认为此书即是《难经》。诊籍中，仓公从脉象上辨别病机，分析病情，判断预后，是其诊疗疾病的重要手段。诊籍中的25例医案，脉诊为主者20例。脉象上，常见脉如浮、沉、弦、紧、数、滑、涩、大、小、代、实、弱、坚、平、鼓、静、躁等近20种均有记述，与《脉经》大多类似。

【医案】济北王侍者韩女病腰背痛、寒热，众医皆以为寒热也。臣意诊脉，曰："内寒，月事不下也。"即窜以药，旋下，病已。病得之欲男子而不可得也。所以知韩女之病者，诊其脉时，切之，肾脉也，啬而不属。啬而不属者，其来难、坚，故曰月不下。肝脉弦，出左口，故曰欲男子不可得也。

[分析]发热恶寒，腰背疼痛，本是伤寒的典型表现，是故"众医皆以为寒热也"。仓公以脉诊辨其外感内伤，诸脉不浮，故不为外感。肾脉涩而不得连续，有难来、形坚之象，阴气盛而阳气偏弱，故辨为月事不下。其肝脉上出（在左关部向寸部偏移），是肝气旺而不得泄之征，病及少阳则为寒热往来，思患者身为女侍，不得自由，故判为"欲男子不可得也"。病在肝肾，延及督脉、阳维脉，是故腰背痛、寒热。

齐鲁脉学至仓公更加完善。诊籍之中已抛弃遍身诊法，沿用了《难经》

确立的"独取寸口"诊法。以脉象分析病情更趋复杂，如"肝脉弦，出右口，躁浊而静，少阳初代""肾脉主浊，在太阴，脉啬而不属"等，反映了当时脉法的进步。但诊籍中脉名并不规范，在王叔和《脉经》中又得以改进。

3. 反对服石

炼丹服石之风古已有之，其中五石散应该是中国古代最有名气，服食范围最广，危害最深的补益方剂。《楚辞》有"登昆仑兮食玉英，与天地兮同寿，与日月兮齐光"的记载，描述服石以成仙。《史记·扁鹊仓公列传》中"齐王侍医遂病，自练五石服之"是关于五石散最早的记载。三国时期贵族何晏，性好美色，服五石散以助兴，是故此方是作为春药来使用的。魏晋时期服石成风，因五石散性热，服后需"解散"，以冷饮食、冷将息为佳，是故社会上部分人士寒冬天气坦胸漏乳，手持蒲扇，招摇过市以为服散状，为当时一景。火热易扰神明，服石之人常有惊人之举，也间接促进形成"魏晋风流"。隋代巢元方《诸病源候论》中引晋代皇甫谧曰："近世尚书何晏，耽声好色，始服此药，心加开朗，体力转强，京师翕然，传以相授……晏死之后，服者弥繁，于时不辍，余亦豫焉。"

仓公是最早反对服石的医生，《史记·扁鹊仓公列传》记载医案如下。

【医案】齐王侍医遂病，自练五石服之。臣意往过之，遂谓意曰："不肖有病，幸诊遂也。"臣意即诊之，告曰："公病中热。论曰'中热不溲者，不可服五石'。石之为药精悍，公服之不得数溲，亟勿服，色将发臃。"遂曰："扁鹊曰'阴石以治阴病，阳石以治阳病'。夫药石者有阴阳水火之齐，故中热，即为阴石柔齐治之；中寒，即为阳石刚齐治之。"臣意曰："公所论远矣。扁鹊虽言若是，然必审诊，起度量，立规矩，称权衡，合色脉表里有余不足顺逆之法，参其人动静与息相应，乃可以论。论曰'阳疾处内，阴形应外者，不加悍药及镵石'。夫悍药入中，则邪气辟矣，而宛气愈深。诊法曰'二阴应外，一阳接内者，不可以刚药'。刚药入则动阳，阴病益衰，阳病益著，邪气流行，为重困于俞，忿发为疽。"意告之后百余日，果为疽发乳上，入缺盆，死。此谓论之大体也，必有经纪。拙工有一不习，文理阴阳失矣。

[分析] 养生当以自身体质为基础，"夫欲服食，当寻性理所宜，审冷暖之适，不可见彼得力，我便服之。"（《备急千金要方·服食法》）五石散以钟乳石、硫黄、紫石英、白石英、赤石脂组成，以酒助服。其性大热，服后常"火炎于上，水竭于下"，出现口渴，似温疟，不欲穿衣，体裸为快的表现。案中中热不得溲即是火热伤阴之状。从仓公所言"阳疾处内，阴形应外者，不加悍药及镵石"反向推测，齐医当是外寒内热之病，不当服石。又引"二阴应外，一阳接内者，不可以刚药"，二阴指少阴，一阳指少阳，可以猜测齐医有可能是肾阴亏虚，胆热内炽，格阴于外的外寒内热证，此时再以五石散助阳，不啻于火上浇油。乳房为胆胃经循行之处，缺盆亦为胆胃经相交之处，是以阳火外炽，于此处成疽，邪盛正虚，预后不良。

此案反映出当时服石成风的状态，不以自身体质为基础，跟风服石，就会造成严重的危害，有记载由于服石致病致死者，如裴秀、司马丕、拓跋珪、拓跋弘、皇甫谧等。后世孙思邈在《备急千金要方》有"宁食野葛，不服五石""遇此方（即五石散方），即须焚之，勿久留也"。白居易作诗哀叹："闲日一思旧，旧游如目前。再思今何在，零落归下泉。退之[①]

---

① 退之：指韩愈，字退之，服金丹中毒而死。

服硫黄，一病讫不痊。微之[①]炼秋石，未老身溘然。杜子[②]得丹诀，终日断腥膻。崔君夸药力，经冬不衣绵。或疾或暴夭，悉不过中年。唯予不服食，老命反迟延。况在少壮时，亦为嗜欲牵。但耽荤与血，不识汞与铅。"

仓公反对服石养生，这也是对汉代服石养生成仙风气的反对，这在中医学上应是最早的，可谓反对服石求仙的先驱者。

三、王熙

王熙，字叔和，约生活于180—270年间，山阳高平郡（山东省邹城市）人，曾任三国魏太医令，著名的医学家、脉学家。

（一）生平著作

王叔和与荆州太守刘表、著名文学家"建安七子"之一的王粲同乡，和张仲景的弟子卫汛为友。少时因避北方战乱，寓于荆州，有可能亲自聆听张仲景教诲。东汉建安十八年（公元213年），曹操封魏王，王粲为侍中，王叔和担任魏太医令。建安二十一年（公元216年）冬，曹操征吴，王叔和随军。后流寓湖北新州，葬于襄阳"岘山之麓"，后人因叔和尊称此地为药王冲。林亿曾云："仲景去今八百余年，惟叔和能学之。"

《名医传》称叔和："性度沉靖，博通经方""穷研方脉，精意诊切，洞悉养生之道，深晓疗病之源。"王叔和整理了《伤寒杂病论》，分为《伤寒论》和《金匮要略》二书，补入《辨脉法》《平脉法》《伤寒例》，提出先表后里、先汗后下的治则。其整理《内经》《难经》《伤寒杂病论》以及扁鹊、华佗等医家脉学，结合当时"王（遂）、阮（炳）、戴（霸）、吴（普）、葛（玄）、吕（广）"诸家经验，编写成《脉经》。沈心斋评价道："轩岐之书如《禹贡》，王氏之书如桑郦之《水经》，读《水经》

[①] 微之：指元稹，字微之，暴病而亡。
[②] 杜子：指杜牧。

知《禹贡》水道之端委，读《脉经》知《内经》脉法之精微。"《脉经》是中国现存最早的一部脉学专著，为后世脉学的发展奠定了基础。

（二）学术思想

1.编次整理《伤寒杂病论》

张仲景编成《伤寒杂病论》后，由于时局动荡，战争频繁，该书不久即散佚。叔和距仲景未远，又与仲景弟子卫汛相交，有可能拜会过张仲景，在担任魏太医令之后，编次整理"仲景旧论"，使《伤寒杂病论》得以流传。

王叔和将《伤寒杂病论》分为《伤寒论》和《金匮要略》二书，形成以六经辨伤寒，脏腑辨杂病的证治体系，将病证分为外感热性病与内伤杂病两类。他又将大部分《伤寒论》内容编入《脉经》卷七之中，以"可"与"不可"分类，保存了《伤寒论》的原始风貌；将《金匮要略》内容编入《脉经》卷八、卷九之中，是研究《伤寒杂病论》的原始资料之一。

王叔和编次整理《伤寒杂病论》是对中医学的一大贡献，林亿认为叔和是仲景功臣，若无叔和则《伤寒论》早已亡佚，其编次保持了仲景原貌。明代方有执、喻嘉言等兴"错简重订"说，认为叔和整理后的《伤寒论》"碎剪美锦，缀以败絮，盲瞽后世"。方有执等借仲景文阐发自身学问，原是学术小道，但树一反例以供贬斥，则有失偏颇。王叔和以辨证论治为核心，从脉、证、方、治着手，发扬了仲景医术。其所撰《伤寒例》已成为《伤寒论》不可分割的一部分。《伤寒例》："凡时行者，春时应暖，而复大寒，夏时应大热，而反大凉，秋时应凉，而反大热，冬时应寒，而反大温，此非其时而有其气，是以一岁之中，长幼之病多相似者，此则时行之气也。"是对于外感热性病病因的一次集中总结，对于后世温病学的发展起到了提示作用。

2.编撰《脉经》

《脉经》约成书于公元3世纪初（265—316），是中医学第一部脉学专著。如前所述，王叔和在任太医令期间，整理《内经》《难经》《伤寒杂病论》以及扁鹊、华佗等脉学，结合当时医家经验，编写成《脉经》。《脉经》自晋至唐三百年间，流传不绝，后五代高阳生《脉诀》出而《脉经》隐。宋校正医书局重新整理后，《脉经》又行于世。

《脉经》10卷，97篇，进一步明确寸口诊法，详定24脉形状部位，列三部病候虚实死生，四时脏腑百病脉法，奇经、五积病脉，附手检图二十一部等。具体脉象以阴阳为纲，浮沉为象，脉象中浮、滑、长、大、数、动为阳，沉、涩、短、微、弱、弦为阴。在以脉象判断预后时，除《内经》《难经》中胃气有无外，还提出以脉象之"根"来定顺逆，列出屋漏、雀啄、弹石、解索、鱼翔、悬薄卷索、转豆、偃刀等怪脉。《脉经》还涉及多种治法，如汗、吐、下、和、温、清、补、消等药物疗法，刺法、灸法、放血法、温针、向火灸身、火劫法等针灸疗法，膏摩、药熨、坐药、熏洗、粉扑等外治法。

王叔和是齐鲁医派形成过程中的一位里程碑式的大师，对中国医学有着卓著的贡献。宋代著名学者林亿说："自仲景于今八百余年，惟叔和能学之。"把他视为《伤寒杂病论》的传人。有人还把他与仲景并列，明代俞子容《续医说》："仲景、叔和，医之圣也，百世之师也。"

《脉经》对国内外医学界产生了巨大的影响，并被官方医学教育列为必读之书。唐代流入日本，后传入中东、欧洲等地区，其中阿维森纳的《医典》、波斯的《伊尔汗的科学宝藏》等均有引用。

齐鲁医派的著名医家还有成无己、钱乙、黄元御等，这部分医家可与《中医各家学说》互参学习。

第三节 齐鲁志远学术流派

齐鲁志远学术流派是由国医大师张志远先生创立的，以研究中医历代名医学术思想，整理传承经方及民间有效方剂为主的中医学术流派。学派以国医大师传承工作室、山东中医药大学中医各家学说学科和各级医院分传承工作室为基础，是集张志远先生众多门人弟子之力，凝练学术特色，聚焦优势病种，宣传医德医术，培养后辈人才，整合学派力量，倾力打造出的综合性学术平台。

一、流派创始人张志远

（一）人物生平

齐鲁志远学术流派创始人张志远（以下简称张老）（1920—2017），山东中医药大学教授，主任医师，山东德州人。张老斋名"抱拙山房"，自号蒲甘老人，因广泛涉猎历代医著，有"活字典"雅号。张老幼时聪慧，由父亲张星洲开蒙，专注于本草学习，年稍长，随侍于族伯张瑞祺老人，学习临床诊疗技巧，后拜于耕读山人门下，系统学习《伤寒论》，并苦读医籍，上自轩岐，下涉古今诸家，无所不及，无间寒暑。弱冠之龄，挟方术游历山东、天津多地，闻有所长，即往请益，先后从吴七先生、大瓢先生等百余位老师学习。而立之年，以内科闻名于乡里。年届不惑，入高校任教，勤求博采，刻苦钻研，重视临床实践，反对胶柱鼓瑟，十分提倡中西互参、截长补短的治学态度。岁逾古稀，将医、教、研经验编书成册，对玄府学说、风药理论做出新的阐释，在治疗中风、冠心病等内科疑难杂症上具有独特经验，同时强调医易相通，沿流讨源，由易知医。

（二）代表著作

张老是山东中医药大学中医各家学说学科创始人，长期从事中医各家学说教学和中医临床工作。学术上，他善于从文史角度继承和阐释中医学；临床上，他善用经方，将历代医家学术思想熔于一炉。其代表著作有《张志远医论探骊》《中医源流与著名人物考》《空谷足音录》《诊余偶及》《蒲甘札记》《张志远学术经验辑要》《张志远临证七十年碎金录》《张志远临证七十年日知录》《张志远临证七十年日知录（续编）》《国医大师张志远习方心悟》《国医大师张志远用药手记》《国医大师张志远医论医话》《张志远临证七十年精华录（上）》《张志远临证七十年精华录（下）》《张志远临证七十年精华录（续编）》《国医大师张志远临证70年经验录系列—国医大师张志远妇科讲稿》等。

《中医源流与著名人物考》：该书全面而系统地介绍了我国从原始社会到清中期的医学发展历程，并对各个历史时期的代表性医家的生平、学术思想、著作进行了详细的考证。全书内容丰富，资料翔实，是张志远先生参考约万种文献、历四十年而写成的文献研究专著。本书是张老非常重视的一部学术专著，也是其毕生研究文献的封山之作。

《张志远临证七十年碎金录》：该书分医理阐发、用药经验、验方效方、临床治疗实践录、读书临证札记五部分，突出反映了作者独特的学术思想及宝贵的处方用药经验，所论扎实具体，珠玑满纸。

《张志远临证七十年医话录》：该书为传承经验，将张老在长期临床实践中跟师、自悟，历验有得的方药及临证心法以医话的形式做了系统整理。医话内容以临床要诀为核心，少则数十字，多则百余字，涉及药物的独特功效、使用方法、量效关系、配伍诀窍、辨证心得等，系其七十年临床的心血结晶，极可珍视。

《张志远临证七十年日知录》：张老从医七十年，躬身教学临床，阅历丰赡，目光如炬，日有所感，夜有所记。该书包括其据症用药经验、名家经验传真、药物应用经验、名方应用经验、医家流派散论、读《伤寒论》余录、民间秘验方录等部分，文辞畅雅，简洁精当，七百余条，拔新领异，皆系心血结晶，极可珍视，对中医工作者有重要参考价值。

《张志远临证七十年精华录》（上、下册）：该书为临床医话类著作，内容包括医友经验、师长经验、个人经验、古贤经验、个人验方、名家验方、经典探求等，反映了张志远先生宽广的学术视野和独特的学术思想，深富教益，启人实多。

《国医大师张志远习方心悟》：该书分经方应用经验、名方新用经验、化裁古名方、经方时方论、名家遗珍与验证、经验良方撷拾、自创经验方、方论、治病经验举隅九部分，涉及方论近八百条，是张老上承家传师授，下积七十年临证、教学及科研实践经验中方论之精华。

《国医大师张志远用药手记》：该书分用药琐谈、药论、单味药物用药经验、药对应用经验、对症治疗用药经验、经方用药经验、专项用药经验七部分，涉及方论八百余条，是张老上承家传师授，下积70年临证、教学及科研实践经验中用药之精华。

《国医大师张志远医论医话》：该书分为习医散论、读《伤寒论》余录、经方时方论、流派学说、杏林杂谈、治病方法心传六部分，涉及方论六百余条，是张老上承家传师授，下积七十年临证、教学及科研实践经验中医论医话之精华。

（三）师承弟子

师从张老者，有王振国、刘桂荣、闫兆君、冯维华、李玉清等，再传弟子有刘巨海、谢芳、王新彦、王淞、李崧、潘琳琳等。

二、主要学术思想

（一）医易相通

《周易》所体现的主题就是阴阳变化规律，它为《内经》的阴阳学说奠定了基础，特别是易学"两点论"的思维方法，框定了中医思维模式，如其中的上下、内外、出入、进退、损益、吉凶、否泰、存亡等分析事物变化发展的方式，开启了古医家之悟门。

张老主张医易相通，认为《易》为医源，医通《易》息，易理可阐医理，《周易》的阴阳思想是中医辨证的指导思想，其推演的变化机制与中医的病机演变有相通之处，其记载的天地相交理论与中医的心肾相交理论相合，还可释医方。张老辨证时首分阴阳，组方以平为期，祛邪而不伤正，用药注重扶助人体阴阳恢复平衡。可以说，《周易》的思想贯穿于张老的整个医疗过程。

（二）时间辨证思想

《素问·宝命全形论》曰："人以天地之气生，四时之法成。"中医认为，时间的周期性运动对机体阴阳升降具有显著的影响，尤其是在疾病发生时，发病与寒暑往来、时辰更替等方面有着密切联系，某些定时发作或定时加重的疾病，在治疗时必须考虑时间因素，否则往往事倍功半。基于自然界阴阳之气的消长与人体阴阳之气的消长存在交互感应的关系，张老认为可以从发病时间来辨别证之阴阳，特别是对发作有规律的疾病，除了常规治疗措施之外，还需结合时间辨证的方法，以明辨病性，精准用药，或预测疾病发展趋势，提高临床疗效。

（三）伤寒"病症方药"辨治体系

张老传承家学，以《伤寒论》作为入学门径，研究《伤寒论》七十余年，曾在山东中医学院主讲《伤寒论》课程。其学术上总结近代南派、北派伤寒学术特色，反对墨守六经，善于灵活应用经方治疗诸病。对于伤寒学说他提出"以病带方、以症带方、以方带药"的经方研究三部曲，形成以"十二汤方"为核心的伤寒类方研究体系，根据前辈们的用药经验结合自己数十年研读经方药物的心得体会，创立了以"四大天王""十八罗汉"为中心的伤寒重点药物研究体系。张老临证时常以经方时方结合加减，疗效显著。

（四）玄府细络系统学说

"玄府"一词始于《内经》，有广义和狭义之分，狭义的玄府即指汗孔，广义的玄府是中医学经络系统中细小孙络的进一步分化所形成的一种细络系统，可渗灌气血，且流动不居，是气液、血脉、荣卫、精神升降出入之通路门户，也是维持人体的精神意识思维活动和脏腑气化功能的重要结构基础。玄府学说出现于金代，发展与完善于明清。张老承刘河间玄府说，以风药之味辛升发散，且有引经增效的作用，开通玄府，令郁结开散，气液宣行，结合活血化瘀之法，疗效立增。在此思想基础上，张老治疗中风病，重视从中焦论治，强调"泻其脾胃土之本"的治则，驳斥肝实忌泻，推崇仲景调胃承气汤通腑攻下之法，用药以微利为度，终日服之；治疗耳鸣、耳聋，仍是以通为主，使肾中精气通畅，上濡耳窍，并根据《普济方》通气散与《医林改错》通气散，立加味通气散，将行气、活血、通窍治于一炉，务使玄府常开，耳窍得养，耳鸣、耳聋得止。

（五）大气升降理论

大气论是张老据天人相应的理论，提出人体"小宇宙"的一切生理活动，诸凡肺气、卫气、宗气等的功能，都是由于胸中大气的斡旋不息而发挥作用的学说。而自然界的生长化收藏，也都受到包举于地之周围的大气运转不息的影响。此说强调了人体的生命活动与气有相互依存、不可分割的联系,"唯气以成形,气聚则形存,气散则形亡"。

张老对人身大气的实践应用,导源于李杲之元气与阴火,后参考喻嘉言"大气论",结合临床观察机体生理功能,才逐步深化了这一学说研究的理论认识。具体体现在两个方面:一是对大气的认识。"天地辟,万物生",从《素问·五运行大论》言太虚之中"大气举之",已认识到宇宙空间存有大气功能。不仅自然界生、长、化、收、藏受其影响,风、寒、暑、湿、燥、火的一系列变化也与它有密切关系。人的生理活动,既然和外界息息相通,则这个小宇宙就也存有大气主宰人身的现象,《灵枢·五味》谓"其大气之抟而不行者,积于胸中,命曰气海",是维持人体生命活动的巨大力量,非此"则津液不得行,呼吸不得息,血脉不得流通,糟粕便溺不得运行传送也"。大气功能属阳,可散阴霾,包举于肺的周围,为"至高之气",通过气化作用,"宣五谷味,熏肤充身泽毛",磅礴沛然"若雾露之溉","虽不藏神,反为五神之主"。二是大气理论的实践应用。张老认为,大气病变的本质是气机失调逆乱,而气能行血布津,故气的异常运行,常常会导致瘀血或痰饮的产生。故此,凡遇大气不足、痰饮汇聚、胸闷下泻,均以补益大气为主,兼行温化胸阳、散霾、祛痰利水的方案,重用黄芪,加紫油桂、苍术、茯苓、薤白、柴胡、升麻共组一方,斡旋气机以畅通气血。

三、优势病种诊疗特色

(一)神志病诊疗特色

1. 学术思想

(1)整体论治,尤重肝脾:张老善于辨证,诊病重脉,精于辨舌,灵活运用脏腑理论进行中药治疗,认为神志病的发生与先天禀赋不足或后天饮食失节、情志失调密切相关，其中主要与肝、脾两脏关系密切，肝气郁结、脾失健运则易出现痰郁气结，蒙蔽清窍，或脾失健运使气血生化无源，心神失养；情志失调，五志化火，痰随火升而上扰清窍，亦可扰乱神明。治疗应紧紧围绕气、血、痰、火这个主题，以泻火、祛痰、降气、活血、解郁为治疗原则。

（2）治疗倡导"精神宣泄"：张老指出神志病患者多存在自卑绝望心理，缺乏幸福感，生活质量低下。积极的心态和情感体验能增强神志病症患者的幸福感，提高其心理健康水平。现代社会中人们普遍面临生活压力大、环境制约、工作劳累、人际关系复杂等情况，精神、心理健康状况堪忧。张老主张出现心理问题时应尽早解决，并提倡使用宣泄法来进行疏导，如可通过大哭、狂笑、呐喊、运动、倾诉、心理咨询等途径放松身心，排解烦恼，消除怒怨，条达精神，从而解决心理问题。此疗法可实现心理疏导、思维转化、移情易志，从而避免日久产生精神问题。

（3）倡导"以情胜情"相克疗法治疗神志病：张老认为精神因素导致的疾病，不宜单独依靠药物来调治，应借鉴《孙子兵法》"以奇制胜"之法，如《黄帝内经》所载"移精变气"，即利用相克、制约、引导的方法进行行为脱敏，如"悲可以治怒，以怆恻苦楚之言感之；喜可以治悲，以谑浪亵狎之言娱之；恐可以治喜，以迫遽死亡之言怖之；怒可以治思，以污辱欺罔之言触之；思可以治恐，以虑彼志此之言夺之"等，采取说服、启发、教育、改变环境、脱离病源等方法，并配合给予汤药治疗。

2. 特色技术

（1）治疗神志病突出"治未病"思想：治疗以"早"字为首务，主张未病先防，平素保持精神舒畅，避免不良干扰，心安而不惧，志闲而无欲，劳逸结合，动作喜怒适节，可使五脏真元通畅，机体气血协和，注意修身养性，合理运动保健。张老重视已病防变，本病一旦病程迁延，或失治误治，可导致严重后果。张老提倡扶持胃气，顾护阴津，见微知著，及时处治，防止传变。病愈防复，即在治愈后仍应加强身心锻炼，守方巩固疗效，防止疾病复发。

（2）药物干预与情志疗法结合，纠正人体阴阳偏颇：在神志病治疗过程中，一要解除病邪（气滞、血瘀、痰浊），二要扶助正气，即纠正阴虚和阳虚导致的衰弱状态。临床上根据情况，祛邪与扶正结合运用，张老在运用"以情胜情"的精神疗法的基础上还重视药物干预治疗，精神治疗与药物干预双管齐下，治疗神志病事半功倍。

（二）妇科病诊疗特色

1. 学术思想

（1）发病学思想：张老认为妇科疾病中的邪正交争双方，正气与女性体质及精神密切相关，邪气则以外感六淫对机体的侵袭为主。精血是女性正气充足的重要保障，其生成及代谢失常，易致脏腑功能紊乱，出现正气不足，进而导致疾病的出现。而六淫邪气侵犯机体，一是导致生理功能的失常，二是改变体质类型，最终影响脏腑、气血功能活动，出现疾病。其中，又以寒、热、湿三邪致病最为常见。

（2）病机理论：张老认为妇科疾病的病机可分为虚、实两类。就实证而言，一是寒、热、湿等外邪均可造成血瘀，阻碍气血运行；二是气机郁滞能导致肝失疏泄、脾失健运，造成气血不畅。血瘀与气郁互为因果，循环往复，故此，瘀郁互结是妇科实证的主要病机所在。妇科虚证的发生与肝、冲脉密切相关。肝为"罢极之本"，主藏血，人体之血除供给全身所需外，皆存于此。其有余部分，转入冲脉，充盈血海，既可化生月经，又有调节血量的作用。任何原因导致的血虚都会引起肝血不足，进而导致血海匮乏，影响女性的生理活动，诱发疾病。因此，肝冲两虚是妇科虚证的主要病机。

（3）治疗学思想：健康的维护不仅需要在疾病发作时积极采取治疗手段，而且应针对其生理特点，采取有效预防措施以减少疾病的发生。张老的妇科治疗思想包括预防、治疗两方面的内容。据"正气存内，邪不可干"所言，将养正气作为预防的核心思想，既有调精摄神，舒畅情志，又有摄纳有节，合理饮食。对于已发生的疾病，采取养血通经、补气升陷、补任益冲、健脾除带、滋肾养胎等扶正法，以及解毒祛湿、调气理血、固阴清热等祛邪法，予以治疗。

（4）遣方用药思想：张老认为，女性由于生理的特殊性，在治疗上与其他各科有所不同，遣方用药当遵循理明法合的基本原则，方以立法，法以制宜，药不执方，合宜而用。同时，据"五味各走其所喜"之论与药物归经说，将在妇科领域使用较多、功效显著的药物进行总结，形成妇科特色用药。

2. 特色技术

（1）重视体质特点，研究发病机制：女性气血、情志与体质的关系密不可分，张老以女性经、孕、产、乳各时期的不同体质为出发点，认识妇科诸病的发生机制，对于防止妇科疾病的发生及早期治疗获得理想的疗效至关重要，这一观点在临床中得到了充分验证。

（2）总结妇科病的基本治法：张老提倡根据女性体质等生理特点，通过养护正气、祛除邪气等方法，保障机体健康、延缓衰老、延长寿命，并将临床常用的十种治疗方法归纳为"妇科十治"，对临床诊疗妇科病具有很好的指导作用。

（3）挖掘特效药物：张老通过研究本草，发现白头翁、地榆、贯众对于治疗妇科血热证富有奇效，将此角药与《张氏医通》子芩丸相结合，研制出崩漏丹，治疗崩漏血热证，取得了理想的临床疗效。

通过全国名老中医药专家传承工作室（2013年）、国医大师工作室（2017年）和山东志远学术流派建设，目前已完成6种优势病种的诊疗方案整理，出版著作20余部，发表论文200余篇，承担名老中医药专家学术经验研究省部级课题6项，其他课题9项，开办学术讲座、全国中药特色技术传承人才培训项目、山东省五级中医药师承教育项目及民间中医特色培训项目30余次。相信随着国家对名老中医药专家传承工作的重视，山东志远学术流派会继续发扬光大。

参考文献

[1] 孙慧明，李成华，王振国. 齐鲁医派的学术特色及传承方法探析 [J]. 中医杂志，2016，57（10）：894-895，898.

第五章 新安医学

新安医学是我国传统文化底蕴深厚、区域特色优势明显的综合性中医学术流派,发源于江南地区黄山南麓的新安江流域古徽州地域,辐射海内外,肇启于晋唐,形成于宋元,鼎盛于明清,变革于近代,传承发展至今。新安医学"守正创新,名医辈出""传承有序,世医家传""开放包容,名享海外",创下了许多中医学之最,对中医学的发展走向产生了重大影响,在临床应用、理论研究、学术探讨、文化资源方面均有很高的开发价值,是中医学宝库重要的组成部分。

第一节 新安医学概述

新安医学以"新安"命名,是因其发源于新安江流域的古徽州地区,古称新安郡。该域主要以安徽歙县、休宁、黟县、祁门、绩溪及婺源(今属江西)6县所辖地区为核心,境内山丘屏列、岭谷交错,也有盆地、平原。新安医学作为活态非物质文化遗产,其历史可以追溯到1 600年前的南北朝时期,但作为中医学一个具有重大影响力的学术流派,则形成于宋元时期。

一、名医辈出

"天下名医出新安。"新安医学发源地——徽州素有"程朱阙里"的称谓,此地宗族观念深厚,有着森严的宗法制度,促成了新安医学以家族为纽带的世袭传承特点。新安医学不是一支一脉,而是由一支代代相传的中医人才队伍构成的。

宋代有医术名满京城的张扩,翰林院医官吴南熏,闻名遐迩的针灸学家程孟博、马荀仲等;元代有声震南北的太医程深甫,闻名郡邑的方脉学家徐存诚,流传七世的本草学家吴瑞等。

明代有全国四大名医之一、新安固本培元派的奠基人汪机(号石山),享誉京城的太医徐春甫,闻名大江南北的余淙(字午亭),引入太极学说医易贯通的孙一奎,医经学派的吴昆(号鹤皋),伤寒学派的方有执(字中行),医案集大成者江篁南,本草学家陈嘉谟等。

清代有医儒双修的程敬通,编写医药知识读本的编辑学家汪昂(字切庵),医考连中三元的医学教授卢云乘,皈依道佛、心悟医学的程国彭(字钟龄),清代温病学四大医家之首的叶天士,乾隆年间全国三大名医之一、太医院教科书总修官吴谦,外感虚损病证辨治大家吴澄(号师朗),述而不作尽得风流的程文囿(号杏轩),燥湿论治有异古法的余国佩(号春山),首次成功治愈白喉的喉科大家郑梅涧,泻火存元的儿科大家许豫和(号橡村),擅治难产的妇科大家黄予石,诊疗方药多有发明的伤科大家江考卿等。

民国时期有名满杏林的伤寒名家汪莲石,传承贡献卓著的方乾九,行医于上海、杭州,请愿抗争废除中医之议的余伯陶、王一仁,徽州本土办刊、办报、办学校遥相呼应的胡天宗、程六如,明阴洞阳的海上名医王仲奇,贯通寒温的中医教育家程门雪。

中华人民共和国成立以来,涌现出了方乾九、郑渭占、汪寄岩、潘希璜、方建光、程雁宾、程门雪、方咏涛、许寿仁、程六如、杨伯渔、黄从周、杨以阶、程道南、章庸宽、胡翘武、王任之、吴锦洪、郑景岐、汪大充、王乐匋、程莘农、巴坤杰、许芝泉、程亦成、胡煌屿、李济仁、郑铎、洪广祥、许冠荪、曹恩泽、胡国俊、郑日新、黄璐琦等学验俱丰的新安医药学家[1]。

二、医著宏丰

新安医著宏富，分属医学经典、伤寒温病、诊法治法、综合临床、内外妇儿各科、医案医话、本草方剂、针灸养生、丛书类书等各个医籍门类，涉及面极广。

宋代：张杲《医说》（1189）是我国现存最早以医案医话形式记载的医史传记专著。

明代：余傅山等《论医汇梓》（1543）是我国历史上第一部医学讲学实录；汪石山《针灸问对》（1530）是第一部全面评议针灸理法的专著；陈嘉谟《本草蒙筌》（1565）是第一次提出炮制原则并概括炮制大法的本草著作；江篁南《名医类案》（1590）是第一部总结和研究历代医案的专著；孙一奎《赤水玄珠》（1584）是一部以明证见长的综合性临床医著；方中行《伤寒论条辨》（1592）是第一次重新编排中医经典《伤寒论》，开错简重订先河的专著；吴鹤皋《黄帝内经素问吴注》（1594）是明代校注《黄帝内经》最经典的专著；《医方考》（1584）是第一部完整系统地注析解说方剂的专著；《脉语》（1584）是首次论述病案完整记录格式的脉学医著。

清代：汪讱庵《本草备要》（1683）、《医方集解》（1682）、《汤头歌诀》（1683）分别是发行版次最多、流传最广最久、影响最大的本草、方书和方歌；程钟龄《医学心悟》（1732）和叶天士《临证指南医案》（1764）是医家公认的临床必读之著作；叶天士《温热论》（1777）是中医温病学理论奠基之作；吴师朗《不居集》（1739）是唯一一部以外感虚损辨治为特色的专著；郑梅涧、郑枢扶父子《重楼玉钥》（1768）是第一部喉科针药治疗专著；江有诰《素灵韵读》（1779）是第一部也是唯一一部以音韵方法研究《黄帝内经》的专著；胡澍《素问校义》（1875）是第一部引入训诂校勘的以"小学"方法研究《黄帝内经》的专著；汪宏《望诊遵经》（1875）是第一部系统的中医望诊专著。

三、特色学说

历代众多的新安医家对中医经典《黄帝内经》《伤寒论》及金元医家学说展开了多层次的传承和创新，全方位地参与了伤寒学说和温病理论体系的构建。新安医学一系列的创新学说，理法方药各有侧重，形成了固本培元、伤寒学说、温病理论等几大特色学术体系。而今这些新安医学特色学术体系已经融入中医学理论和实践之中，成为中医学的特色优势所在。

（一）固本培元思想

由于明初众多医家尊丹溪"滋阴降火"之说，临床倡导用药宜寒凉，临证多推崇滋阴降火之法，导致众多热病逐渐转化为寒病，为了弥补这一时弊，温补法成了主要的治疗方法。其中，汪机提出"固本培元"的学术思想，临床善补中焦脾胃元气，他也因此成了新安医学固本培元派的开山鼻祖。此后，汪机弟子及其再传弟子将其学说不断发展扩大，越来越多的新安名医加入固本培元派的阵容中，丰富了固本培元派的学术思想。

固本培元派之所以能够长久发展而不衰落，最主要的原因是固本培元派的医家们敢于突破、勇于创新，提出了属于自己特色的学术思想。如汪机提出了"营卫一气说"和"参芪双补说"，开创了"固本培元"的先河；徐春甫提出的"调理脾胃，以安五脏"治疗新思路对后世饮食养生起到了借鉴作用；孙一奎的"命门动气说"阐述了生命本原和演化的过程；罗周彦的"元阴元阳论"则首次将人体元气分为元阴、元阳，将温补脾肾阳气扩展到滋阴益元等，其他如程玠的"心肺同治说"、吴昆的"针药保元说"、吴楚的"脾胃分治说"等学说均有其独特之处[2]。

（二）伤寒文献研究

新安医学在研究仲景伤寒学说方面颇具创见。新安医家采用考证、校勘、注释、辑佚、临证运用等多种方法，对《伤寒论》展开多侧面研究，留下了丰富的伤寒文献。新安医家以辨病脉证并治重编原文注释、校勘考据，采先贤精萃、临证医案分析和专题阐发综合研究法，对《伤寒论》做了多侧面的研究。新安医家以正伤寒、类伤寒明伤寒涵义，以部位和形层界限论六经实质，系统阐述六经病病机和传变规律，以病机和脉证特点论六经病提纲，不仅在阐发伤寒理论上匠心独运，更注重在实践中阐发伤寒理论，形成阴证伤寒说、伤寒不宜久饿说、妇人产后伤寒不忌人参说、男子热入血室说、寒入血室说的新安伤寒辨治特色。新安医家不仅辨治外感病多选用经方化裁，而且每当临证符合六经纲要者，亦灵活选用经方。新安医家擅用经方而不拘泥于原方，形成纠寒凉时弊，擅用仲景温补方；凭证用方，有故无殒亦无殒；合方运用，扩大运用范围；阴证用灸，灸药并举的经方应用思路[3]。

（三）温病理论研究

新安医家在论治温病方面亦独具特色，主要体现在温邪袭肺、暑必兼湿、新感温病的病因发病学说和卫气营血、燥湿为纲的辨证学说，而治疗特色则为未病先防、速清病邪，顺应四时、因时而治，补虚扶正、滋阴润燥，众法合参、灵活祛湿的治法特色，以及以轻去实、用药轻灵，病急从权、猛药去疴，寒温兼备、相济并用，通时达务、妙用苦寒的用药特色[4]。此外，新安医家对于温邪致病的病因有较独特的认识，如新安医家孙一奎的《孙文垣医案》有"温邪与老痰搏结""冬感风温之邪化热"等温邪致病病案的记载，新安医家程敬通辨治外感风温首创"温邪袭肺"理论，从学术上阐发了风温初期的发病机制，对清代医家叶天士创造的"温邪上受，首先犯肺"的温病发生发展机制不无启发。叶氏在坚持《内经》的伏邪致病说的基础上，又接受了汪机"新感温病"学说，提出"温邪上受，首先犯肺"的理论。

四、发明众多

新安医学临床特色鲜明，诊疗技术达到了当时的最高水准，创新发明更是不少。如在传染病的防治上，明清新安医家率先广泛地运用人痘熟苗接种术预防天花，明代程从周《程茂先医案》、清代吴谦《医宗金鉴》均详细介绍了痘衣法、鼻苗法（浆苗法、旱苗法、水苗法），清代《痘科金镜赋集解》明确记载"闻种痘法起于明隆庆年间宁国府太平县（引者注：今黄山市黄山区）"，这是世界上用人工免疫法预防天花造福人类的创举。

明代既有汪石山的"特感春温之气"的温病观，又有吴正伦的"冬时杀疠之气、严寒之毒"的瘟疫观，还有方广"毒气从鼻口入内"的瘟疫观。清代叶天士是认识烂喉痧、发现猩红热的第一人，他所提出的"温邪上受，首先犯肺，逆传心包"的观点，概括了温病发展和传变的途径，从现代重症急性呼吸综合征（SARS）、禽流感、新型冠状病毒感染等疫病由呼吸道传入、传染性极强、传变迅速的病理变化中，进一步得到了印证；郑梅涧首次成功治愈了白喉这种烈性传染病，当然也首次提出了"白喉（又名白缠喉、白腐）"的病名，首次发现"假膜"这一病症特征，首次记载了这一烈性传染病的流行，这比西医史上最早的白喉资料早32年，为我国预防医学史记下了极为光彩的一笔；罗浩在《医经余论·瘟疫续论》中提出认症即真，下手宜辣，早攻频攻，不使猖獗的瘟疫辨治新方法；江本良第一次对血吸虫病发生学做了科学描述。在用药上，新安医学还分别形成了"辨四时温病论治""寒温并用""养阴润燥""轻清透邪"等治疫特色。

在诊断辨证上，新安医家精于"察色按脉"：一是重视脉诊，强调"脉为医之关键"，通过把脉来把握患者阴阳气血盛衰、脏腑功能变化和生命指征，形成了"温补重脉诊""辨顺逆、辨证情总切于脉"等独特的诊断经验，明代汪宦、徐春甫对脉诊的辨析及清代吴谦对脉诊的补充和完善，均被现代研究证明符合生物全息现象；二是舌诊上的新发明，清代叶天士提出温病"必验于舌"，创立了温病舌诊辨证，发明了舌诊燥湿诊法，提出"绛舌（邪入营血的标志）"和"舌苔黏腻（脾瘅湿盛）"等新概念，察舌验齿、辨斑疹（热邪深入营血）、辨白痦（辨别病邪性质和津气盛衰程度）等法；三是发明"相气十法"，清代汪宏提出"望面色十大法"。

五、名方名药

在方药运用上，新安医家创制了许多切实有效的经典名方。如明代汪石山创制的玉真散是治疗破伤风的经典名方；吴鹤皋发明的六味地黄丸加知母黄柏方现已是治疗阴虚盗汗的常用中成药；清代汪讱庵著作中首载的金锁固精丸是治疗梦遗、滑精、早泄的名方；程钟龄发明的止嗽散被后世列为治疗外感咳嗽经典名方；新安郑氏喉科创制的养阴清肺汤，与针法、吹喉药灵活施用，挽救了无数白喉患者的生命，这比1901年首届诺贝尔生理学或医学奖获得者Behring发现白喉抗毒素并应用血清治愈白喉早一个世纪。2018年4月，国家中医药管理局公布《古代经典名方目录（第一批）》100首，除28首汉末张仲景方和27首唐宋金元名方外，在明清名方45首中，清代新安医学经典方就占7首，分别是程钟龄《医学心悟》中的蠲痹汤、二冬汤、半夏白术天麻汤，吴谦《医宗金鉴》中的除湿胃苓汤、枇杷清肺饮、黄连膏、五味消毒饮。

六、影响深远

新安医学在中医药学领域诸多方面取得了显著的成就，在中医学术发展的理论及临床诸科方面都有承前启后的作用。大量的医家不仅被徽州地方志及所迁徙、客寓之处的地方志所载，而且有的医家被史书所载，如《明史·方技传》称祁门汪机等四人，"皆精通医术，治病多奇中"。新安医籍多被重要的医籍文献工具书著录，如《中国医籍考》收辑医籍三千数百种，其中新安医家63人达到139种[5]。在中医理论和临床学习上，一方面新安医家注释的医学经典著作成为学习、教授、研究中医经典较好的注本，其中影响较大者如吴崑的《黄帝内经素问吴注》，汪机的《读素问钞》，汪昂的《素问灵枢类纂约注》，胡澍学的《黄帝内经素问校义》，方有执的《伤寒论条辨》等。另一方面，新安温补培元医家所创的方剂，如《神灸经纶》所载的热病用灸法，汪宏《望诊遵经》中望诊的内容，郑氏喉科"养阴清肺汤"及经验方等，已被选择进行研究或市场开发，对临床疾病的诊疗具有重要意义。

新安医学发源于古徽州但不局限于古徽州，新安医家伴随徽商的足迹行医天下。不仅在徽州本地，迁居行医他乡的新安医家也会积极创造条件，营造出新安学术交流的氛围。新安太医徐春甫，于隆庆二年（1568）在京师联络和召集全国各地供职京城的46位同仁（其中新安医家21人），仿孔门"以文会友，以友辅仁"之例，在北京发起成立了"一体堂宅仁医会"，以"宅心仁慈"为宗旨，开展讲学交流活动，这是我国医学史乃至科技史上的一大创举。民国时期，从"歙县国医学校""徽州国医学校"到"神州医药专门学校""上海中国医学院"再到"江西中医学校"，从《歙县医药杂志》《徽州日报·新安医药半月刊》到《神州医药学报》《中医杂志》再到《仁盒医学丛书》，新安医家无论是在本土还是寓居他地行医，都带头办校、立会、编刊，成为引领一个时代风尚的风向标。

新安医学的影响不仅以江南为中心辐射全国，而且远播海外，尤其是朝鲜、日本两国，不仅通过各种途径吸收了大量的新安医学知识，而且整本翻印刊刻新安医著，仅日本丹波元胤《中国医籍考》（1819）收载的3 000多种医籍中，就涉及新安医家63人、新安医籍139部。东传的新安医籍不少于30种，主要有南宋张杲《医说》；明代汪石山《石山医案》，江篁南《名医类案》，徐春甫《古今医统大全》，孙一奎《赤水玄珠》，方中行《伤寒论条辨》，吴鹤皋《黄帝内经素问吴注》《医方考》；清代江昂《本草备要》、程应旄《伤寒论后条辨》等。有些版本流传至今，反过来成为研究新安医学及其对外交流的宝贵资源。新安伤寒学说东传日本后大行其道，形成经方派并逐渐盛行，成为日本汉方医的主流学派。近代以来，新安医学重要的历史地位和学术价值一直受到海内外有识之士的广泛关注，影响十分深远。

第二节 新安医学著名医家及学术思想

一、汪机

（一）生平

汪机（1463—1539），字省三，明嘉靖年间南直隶省徽州府祁门县人，因祖上居住在石山坞而号"石山居士"。汪机出身于世医之家，其父汪古朴系当地名医。汪石山幼业儒、习《春秋经》，攻读孔孟儒家经典。年稍长得一"补邑庠弟子员"的名分，类似于秀才。其后尽管他很努力，但科举未有进步。其父以"不为良相必为良医"来开导，从此摒弃科举浮文，转而从父潜心学医诊病，全身心研读各医家著作，与儒学融会贯通，加之父亲的教授点化，医疗技术日见长进，治病屡效，声名鹊起。其母亲头痛、呕吐的病症持续了十余年，父亲束手无策，汪石山悉心研究，运用朱丹溪治法治愈了母亲的多年宿疾，信心大增。之后父亲三次患病，汪石山也三次将其治愈。随着临证实践技能的日渐成熟，汪石山的声名越来越响，求治者接踵而至，经验就越来越丰富，形成了良性循环。

据文献记载，汪石山精通内、外、妇、儿各科，"行医数十年，活人数万计"。《明史·列传第一百八十七·方伎》记载："吴县张颐，祁门汪机，杞县李可大，常熟缪希雍，皆精通医术，治病多奇中。"到清代，《四库全书》把他列为明代嘉靖年间全国四大医家之一，其著作也被收入《四库全书·医家类》中。

汪石山弟子众多，陈桷、周臣、程廷彝、许忠等传其术，私淑者众，都遵从并阐发他的观点和方法，形成了新安医学中最大的、最富影响力的分支学派，成就了汪石山新安固本培元派开创者和奠基人的地位。

（二）著作

汪石山一生勤于著述，著作等身，直到古稀之年仍笔耕不辍，先后著录编刊医书 13 种 70 余卷，后人合编有《汪石山医书八种》等。

《医学原理》，13 卷，系综合性著作，卷一以经络图主论十二经脉，卷二论奇经八脉，其余 11 卷均为各证临床内容，治法规范而用药灵活，每门证均有"丹溪活套"，每方均包括主治证候、病因病机及方解，系汪氏晚年历经 8 个寒暑，总结前人尤其朱丹溪临床经验而成。

《伤寒选录》8 卷，系其壮年按论、症、方、药分类整理张仲景伤寒条文并选编前贤诸说之作，晚年交付门人补辑，定稿于明嘉靖十五年丙申（1536）。书中明确提出了"新感温病"说，突破了"温病不越伤寒"传统观念的束缚，弥补了单言"伏气温病"之不足，促进了明清温病学说的发展。

《外科理例》7卷，附方1卷，初刊于明嘉靖十年辛卯（1531）。主要采录明代薛立斋的《外科心法》和《外科发挥》，结合临证心得加以点评而成，自序谓"盖其中古人所论治，无非理也。学者能仿其例而推广之于焉"，故名"理例"。书中第一次定义了外科（疡科）概念，认为"外科者，以其痈疽疮疡皆见于外，故以外科名之"，强调"外科必本于内""有诸中，然后形诸外"，主张外病结合内治、标本兼治，内治主旨在调补元气，不轻用寒凉攻下之剂。

《针灸问对》，3卷，初刊于明嘉靖十一年壬辰（1532），上卷六十问讨论针灸基本理论，中卷十五问论针法，下卷十问为灸法和经穴，问难取自《内经》《难经》及诸家针灸典籍，亦有个人发挥，是我国第一部全面评议针灸理论和方法的专著。该书强调诊脉施针，反对滥用针灸，持"针能泻有余、不能补不足""针灸不如汤液"等观点。

《石山医案》，3卷，附录1卷，初刊于明嘉靖十年辛卯（1531），系门人陈桷辑其临证医案而成，为汪氏学术经验的代表作。该书共载医案183案，汪氏亲诊者171案，内容涉及内、外、妇、儿诸科。其学术本源于《内经》《伤寒论》，重李东垣、朱丹溪之学，诊疗上圆机活法，主张调补气血、温补培元。首篇《营卫论》，发明"营卫一气""参芪双补"新说，阐述了营卫二气阴阳相通互涵的辩证关系和人参、黄芪既补气又补阴的双重作用，强调气血阴阳双补的重要性，擅以参芪白术组方，善用清暑益气汤、参苓白术散、补中益气汤、四物汤、四君子汤、枳术丸、独参汤等成方，为新安固本培元特色治法奠定了理论基础。

（三）学术思想

汪石山医学学术思想的形成与汪机长期的医疗实践分不开，也与其长期在徽州地区的生活经验分不开。后世学者总结汪机的医学学术思想主要是"固本培元,营卫一气,新感温病"。

1. 善用参芪固本培元

汪石山是温补培元学术思想的先驱者,《石山医案》提出参、芪不仅补阳亦能补阴,补充和扩大了培补元气在疾病治疗过程中的重要意义,奠定了新安医学培补元气学术思想的理论基础。

丹溪的"阳有余阴不足"论,本是对南宋滥用《局方》香燥流弊的纠偏,继金、元时期丹溪之学广为传播之后,一些医家偏执丹溪滋阴之说,动辄"滋阴降火"而投以黄柏、知母等苦寒之品戕伤脾胃、损伤元气之流弊时有发生,甚而"于甘温助阳之药一毫不敢轻用"。温补学派正是在批判这种不良治疗风气中崛起的。汪氏伏膺丹溪、东垣之说,但不受拘泥,既崇丹溪"阳有余阴不足"之论,又不赞同其养阴而泄火之治法;既重视东垣脾胃元气之说,又不采纳其升阳辛散之治则。通过大量的实践,汪氏提出"调补气血,固本培元"的学术观点,临床上善用参、芪温补,从而开创了新安医学"固本培元派"。汪机根据《内经》中"邪之所在,皆为不足"和"正气存内,邪不可干"等基本原理,主张固本培元,扶正防邪。

2. 倡导"营卫一气"说

《灵枢·营卫生会》曰:"人受气于谷,谷入于胃,以传与肺,五脏六腑,皆以受气,其清者为营,浊者为卫,营在脉中,卫在脉外,营周不休,五十而复大会。"汪机以《内经》"营气""卫气"同源而异性的营卫血气理论为基础,合璧朱、李之学,一方面赞同丹溪"人身之虚,皆阴虚也"的论断;另一方面又强调东垣"脾胃无伤,则水谷可入,而营卫有所资,元气有所助,病亦不生,邪亦可除矣"的思想,以营气为媒介,使东垣补气与丹溪补阴融为一体,终提出"营卫一气说":营为水谷精气,就是阴气,阴常不足,营为阴气,但营中有卫,营兼血气,补气即补营,补营即补阴;卫为水谷之悍气,慓疾滑利,生理状态下不需要补。《石山医案·营卫论》云："经云'卫气者，水谷之悍气也'，慓疾不受诸邪，此则阳常有余，无益于补者也。""经曰：'营气者，水谷之精气入于脉内，与息数呼吸应'，此即所谓阴气不能无盈虚也，不能不待于补也。"但营卫一气，相互依存，任何一方亏虚都会影响另一方。卫气虚则营气亦不能内守，营气虚则卫气即无所依存，气血阴阳之虚不离营气，补阴、补阳、补气、补血都与营气相关。参、芪具有阴阳营卫血气脾胃兼补的作用，合理配伍应用可收效甚著。

3. 新感温病说

伏邪温病与新感温病是相对应的两个概念。伏邪温病指感受外邪伏藏体内过时而发的温病；新感温病则是感受外邪即时而发的温病。伏邪温病源于《内经》，《素问·生气通天论》言："冬伤于寒，春必病温。"自王叔和在《注解伤寒论·伤寒例》将其阐释为"伏寒化温"后"伏气温病"，作为温病病因发病学的重要观点被历代医家所接受，但却不能完整解释所有温病的发病机制与现象、伏气的性质、邪气藏伏的部位等。汪机总结历代医家经验论述，首次明确提出"新感温病说"，补充"伏气温病"理论的不足，是一种创新性的学术发挥，为后世温病学发展奠定了重要的理论基础。

汪石山全面剖析春季温病的三种发病机制，即"冬伤于寒，至春必发"的"伏气温病"，"温病未已""与重感温气相杂"，由新感引动伏邪之春温，以及"不因冬月伤寒"之新感温病。"只于春时感春温之气而病者"即典型的"新感温病"。新感温病之说弥补了伏气学说解释温病病因和发病机制的不足，对明清时期温病学派的形成有着重要的影响。汪氏仿照伤寒六经分经论治温病，阐发六经温病的具体治法方药，强调临证治疗需脉症结合，以"是故随其经而取之，随其证而治之"为温病六经用药之总纲。如《伤寒选录·温病分经用药》曰："如太阳证，头疼恶寒，汗下后，过经不愈,诊得尺寸俱浮者,太阳病温也,宜人参羌活散加葛根、葱白、紫苏以汗之,或有自汗身疼者,宜九味羌活汤增损主之。如身热、目疼、汗下后,过经不愈,诊得尺寸俱长者,阳明病温也,宜葛根解肌汤加十味芎苏散以汗之。如胸胁痛,汗下后,过经不愈,诊得尺寸俱弦者,少阳病温也,宜十味芎苏散或小柴胡加减用之。兼有太阳证者,羌活散加黄芩。兼有阳明,加葛根升麻之类……如腹满嗌干,诊得尺寸俱沉细,过经不愈,太阴病温也。如口燥舌干而渴,诊得尺寸俱沉,过经不愈者,少阴温病也。如烦满囊缩,诊得尺寸俱微缓,过经不愈者,厥阴病温也。"

【医案】一妇年逾五十,其形色脆弱。每遇秋冬,痰嗽气喘,自汗体倦,卧不安席,或呕恶心。诊之,脉皆浮缓而濡。曰:此表虚不御风寒,激内之郁热而然。遂用参、芪各三钱,麦门冬、白术各一钱,黄芩、归身、陈皮各七分,甘草、五味各五分,煎服十余帖而安。每年冬寒病发,即进此药。次年秋间,滞下,腹痛后重,脉皆濡细稍滑。予曰:此内之郁热欲下也,体虽素弱,经云:有故无损。遂以小承气汤,利两三行,腹痛稍除,后重未退。再以补中益气汤加枳壳、黄芩、芍药煎服,仍用醋浇热砖布裹,坐之而愈。是年遇寒,嗽喘亦不作矣。(《石山医案·咳嗽》)

[分析]本案中患者素体体虚,汪氏认为其表虚继受风寒夹郁热,遂选用李东垣经典方补中益气汤,其中参芪益气健脾升阳,但又受丹溪的影响,补气的同时少用辛散升发之品,加以甘寒清润之品兼顾脾胃之阴,脾主湿,脾胃虚,运化无力,则湿浊易于停滞,如黄芩、芍药、麦冬等药。后次年患者滞下腹痛,加用小承气汤内泄郁热,通导下利。腹痛除,继服补益剂,嗽喘不作。此案说明汪氏治病多用参芪甘温补气,同时兼顾脾胃之阴,法宗东垣,重视调养脾胃。

二、徐春甫

（一）生平

徐春甫（1513—1596），字汝元（汝源），号东皋，又号思敏、思鹤，明正德、万历年间南直隶省徽州府祁门县人。徐春甫是个"遗腹子"，但家世业儒，出身于有地位有身份的家族，是藩王后代，从小得到了良好的教育，因体弱多病，放弃了科举之途，于嘉靖十三年（1534）拜汪石山弟子、邑里名医、太医院吏目汪宦学医，攻读经典，博览医书。徐春甫与余午亭都是汪宦的弟子、汪石山的再传弟子。

嘉靖年间（1552—1558），徐春甫游学行医于江南江浙地域、长江湘江流域并遍及全国，遍访拜会各地学识高明之士，虚心求学。嘉靖三十七年（1558）徐春甫正值30多岁壮年时，始北上寓居京城，在长安街开设"保元堂"，居药应诊，"保元"就是保护元气之意。为了方便患者，他制备有各种剂型的成药出售，主要经营以丸、散、丹、膏等剂型为代表的自制成药，如大健脾养胃丸等，都是临床上确有奇效的良药。

徐春甫通晓内、妇、儿科，医技高超，疗效卓著，以"随试而辄效""鲜有误"著称，医术名满北京城，"活人不可以千万计"。求治者盈门，患者络绎不绝，常常排队坐候应诊，其声名渐重，即使达官显贵也不能随叫随到。嘉靖三十八年己未（1559）以真才实学入职太医院并任吏目（六品）。跟随老师汪宦，徐春甫也走进太医院成了太医。徐春甫一生有两大卓越贡献，一是开创性地编著了一部同具有划时代意义的巨著《古今医统大全》（100卷，200多万字），二是成立了我国历史上第一个医学学术社团，亦是第一个科技社团组织"一体堂宅仁医会"。

《古今医统大全》被当时上流社会誉为"医宗之孔孟，方书之六经"，与孔子作六经、朱熹集注四书五经相提并论，公侯相国、太师太保、钦差大臣、六部尚书、大学士、进士翰林等仕宦为之作序，上至一品、下至五品的官吏捐俸赞助出版。它的出版也是载入中国医学史的一件大事，作为类书兼有丛书性质的全书，今被列为"全国十大医学全书"之首。

"一体堂宅仁医会"成立于隆庆二年（1568），"一体堂"是徐春甫私家宅院的堂号，"宅"字用如动词，珍藏、保存之意。医者仁心，"宅仁"即遵循孔子仁道、践行仁心仁术之意。徐春甫仿照孔门"以文会友，以友辅仁"之例，重温东晋"曲水流觞"、唐代"十八学士登瀛洲"之雅，于隆庆二年（1568）元月之前"集天下之医客都下者立成宅仁医会"，联络和召集全国各地在北京行医或就职的46位同仁集会，开展讲学活动、交流学术，钻研医理、切磋技艺。46名会友身份是太医院院使、院判、吏目、御医和户部郎中，身份和品位都相当高。

（二）著作

徐春甫著有《古今医统大全》《医学入门捷径六书》《医学未然金鉴》《内经要旨》《妇科心镜》《幼幼汇集》《痘疹泄秘》等著作，其中以《古今医统大全》影响最大。

《古今医统大全》编撰于1556—1564年，所谓"统"就是正统之意，"医统"就是遵从《黄帝内经》之宗旨，以"正岐黄之统，总统百家"，自认为是《黄帝内经》一脉相传的正宗正统医学。全书以《内经》为统领，卷一至卷三为《历代圣贤名医姓氏》《内经要旨》《翼医通考》；卷四至卷七为《内经脉候》《运气易览》《经穴发明》《针灸直指》，论述脉候、运气、经穴、针灸基础知识等基本理论内容；卷八至卷九十二分述临床各科病证辨治，包括内科杂症，伤寒，皮肤科、骨伤科、外科病证，眼、耳、口、鼻、舌、齿、咽喉等五官科病证，妇产科、幼科病证和奇病及老年保健，各科病证分属于160余个"子目"，归纳为400余种病；卷九十三为经验秘方；卷九十四至卷九十八为《本草集要》《救荒本草》《制法备录》《通用诸方》，分述本草性能、功用及制法，通用诸方等，卷九十九至卷一百为养生余录。该书作为大型综合性医学全书，内容包括理论、临床内外妇儿各科、本草方药、针灸推拿、养生保健，林林总总，非常全面，具有医学百科全书性质。

（三）学术思想

1. 推崇健脾保元的脾胃观

徐春甫私淑李东垣，学术上推崇健脾保元的脾胃观，提出了"脾胃元气"这一新的组合性名词，精确传神地表达出了《脾胃论》的核心观点，深得"有胃气则生"之经旨和李东垣学说之秘笈；在此基础上，他还进一步提出了"人之有生，以脾胃为主""调和脾胃为医中之王道""脾阴足而万邪息""治病不查脾胃之虚实，不足以为太医"等观点，在生理病理上更明确提出了五脏皆有脾胃之气、脾胃之病的认识，第一次提出"五脏之脾胃病"的概念，从脾胃角度调治肝、心、肺、肾疾病，确立了"调理脾胃以安和五脏"的治疗思路，时刻不忘补脾胃以治其本，佐兼安脏以治其标；并首次提出了"脾阴常不足""脾阴虚"的观点，阐述了脾阴虚的病理与治疗。临症诊治多立足于脾胃元气，用药多偏于温补，善用白术、茯苓、人参、黄芪等药，其在京师长安街所设立的"保元堂"，即以创制大健脾养胃丸等调养脾胃的"王道之方"起家，并改金元医家张元素枳术丸为"汤滴小丸"，以易于消化、保护脾胃功能，堪称是临床剂型改革之范例，形成了具有特色的成方制剂，成为新安医学治法运用上的一大特色，丰富和完善了脾胃学说，对当代临床颇有指导意义。

2. 七情之郁说

徐春甫于郁证也颇多发明，他在《内经》木、火、土、金、水"五郁"和朱丹溪气、湿、痰、热、血、食"六郁"基础上，极力推崇"七情之郁"，认为"郁为七情之病，故病郁者十有八九"，由此郁的本意发生了本质的变化。他又从病变的脏腑部位角度，发明"脏腑之郁"说。他还进一步提出了五郁、六郁、七情之郁"无往而不郁"和久病多郁的观点，强调"久病当兼解郁"，突出心理因素在慢性病诊治中的重要价值。

3. 养神惜气堤疾的养生思想

《古今医统大全》分福、寿、康、宁4集，以40字养生诗作为40帙之序号，突显了他推重治未病的思想。全书各科病证治疗，注重先补后攻以防病变和瘥后补养以促进康复，防、调、治、固基本涵盖了医学治法的全部，其大健脾养胃丸何以闻名海内，也是"缘治未病养生之要药也"。他在《养生余录》专篇中提出"慎疾慎医"的命题，强调谨慎防病，有病及时治疗，平时留心医药，患病求医有所准备。他于"养生万计"之中，精选出"养神、惜气、堤疾"的保养三术，"啬神""爱气""养形""导引""言语""饮食""房室""反俗""医药""禁忌"十大养生要点，阐发汉魏"竹林七贤"之首嵇康关于名利、喜怒、声色、滋味、神虑的"五难"说，倡言晋代医学家葛洪"养生以不伤为本"的观点。其所提出的"愚智贵贱则别，养生惜命则同"，更体现出了生命平等意识和医者仁心仁术的价值观。在养生的难点、要点等方面，徐春甫引古发新，观点鲜明，富有哲理，多有创见，深化了中医养生学说，丰富和发展了"治未病"思想。

【医案】往岁吾乡侍御少泉郝公疾，予过而问焉。其仆为予言：昨朝出无恙，比暮之客所，与客语未竟，忽自仆地。及持归，即患左臂不和，又时时作眩状，疾呼弗省也。予私心危之。嘱医数辈至治，皆弗验，乃往迎徐君。徐君视诸医所为治，则笑曰："夫兹病郁也。烦懑而不宣，其发必遽缠缘于阳络，为臂痹；逆攻于上，必作眩。诸君以风治之，左矣！"乃为清痰发郁之剂。饮之有顷，少泉公目微瞬，嘘唏服膺，泪泆泆承睫，呼儿以泣。众惊问其故，有客曰：少泉公性至孝，即京邸，宁独居，不以携家，曰：留侍太夫人尔。以故公子卒，且数月不及闻。既闻，意其拊擗切怛，顾避左右，无以尽哀，则含悲贮恸而止；兼为太夫人虑，恐以其孙毁，奈何不郁而为疾！徐君言是也。于是众皆挢舌相视，奇徐君术为神！不数日，少泉公愈。（《古今医统大全·王家屏序》）

[分析] 此为翰林王家屏为《古今医统大全》作序时，记述的一则徐春甫诊治侍御郝少泉郁证的病案。郝少泉在京为官，独居一人，不携家眷，将妻儿留在家乡山西侍奉母亲大人，以尽孝道，不料其子去世，且数月后方才得知，其忧伤、悲痛、思念之情可想而知。且其赴任的是十三道监察御史之一的侍御之职，作为天子的耳目风纪之司，负有稽察、举劾、纠弹百官之责，权势颇重，职责要求沉静稳重，喜怒不形于色，故其含悲贮恸、退避左右，无以表达和发泄哀痛的情绪，遂郁而为病。诸医从风论治，当然不对证。徐春甫认为"百病中多有兼痰""郁为七情之病，故病郁者十有八九"，以一剂清痰发郁，郝公即呼儿痛泣，郁之症情得以宣泄，故很快痊愈。这则医案体现了徐春甫临床阅历之深、学术经验之丰富。

三、孙一奎

（一）生平

孙一奎（1538—1600），字文垣，号东宿，自号生生子，明嘉靖、万历年间南直隶省徽州府休宁县人，是汪石山再传弟子。孙一奎出身于儒学世家，天资聪慧过人，因其父苦攻科举致体弱多病，少时就开始照料父亲，由此萌生"何得究竟秘奥，俾保吾亲无恙"之心，产生了探索生命奥妙、确保亲人无病无恙的念头。年稍长即外出谋生，往东前往括苍（今属浙江丽水）跟从堂兄学习谋生之道，途中遇到一位"异人（精通医术不寻常的高人)",传授以禁方,验之果然多有奇效。其父亲也很高兴,鼓励他转攻医学。自学期间,孙一奎苦读《素问》《灵枢》《难经》等中医经典和儒、释、道三家中的医学内容,不论寒暑,十分专注,边读边学边试着为人治病。

学医三年后,孙一奎觉得"宇宙寥阔",不可以"丘里自隘",意为大山里视野不开阔,不能以小小的乡村限制自己的视野。于是他先往西游湘赣等地,一路上边行医边求教名流,其中过黟县时拜黄古潭为师。黄古潭,少业儒,通五经,因为一次患病为庸医所误,而弃儒从医,拜祁门名医汪石山为师,学成后治病每有卓见,著有《赤水玄珠》《医旨绪余》行于世。孙一奎跟师学医的过程没有更多记载,不过在其著述中记载有他的老师黄古潭的有效经验和秘方,譬如治疗蛇串疮、腰缠火丹(带状疱疹)的有效方瓜蒌散,治疗妇人郁结经闭的补肺泻肝之剂。后反折入江浙等地,寻师访友,广询博采,历经三十年游学勤访,达到了理论上"镜莹于中"、实践上"投剂辄效"的境界。

孙一奎行医于江南三吴(今苏州、无锡、常州、杭州区域)和新都(歙县)一带,游于公卿之间,为人治病、决死生多验,医名隆盛于吴、越两地,远近闻达,时人以"此日孙思邈,医功更有神"相赞誉。

(二)著作

孙一奎重视理论研究,学术造诣深厚,著有《赤水玄珠》《孙文垣医案》《医旨绪余》三部著作,合称《赤水玄珠全集》,刊于万历十二年甲申(1584)。

《赤水玄珠》30卷,约140万字,分76门,包括内、外、妇、儿各科,强调寒、热、虚、实、表、里、气、血八字辨证,详述各病病因、病机、证候、治方、处方。在综合性临床医著中,该书以分门细致、科别整齐、专以明证、论治有条理、合法不执方见长,创"冲任二脉血海即为血室""男子热入血室"说,载有不少独创的有效名方,如治疗气虚腹水臌胀的壮原汤等，反映了孙氏温补下元的特色观点。自明末刊行后多次翻刻，并先后东传朝鲜、日本等国，影响深远，现明刻本已被列入《国家珍贵古籍名录》。

《医旨绪余》2卷，上卷4篇，下卷26篇。该书从基础理论到辨、治、方、药诸方面，分78个专题做了辑录和论述，是一部阐述自己观点的医论医话专著。该书倡导"医易同源"，结合《难经》，重视人身内景，阐述太极、阴阳、五行，解释命门、相火、三焦，辨论脏腑、气血、经络、腧穴，首次将宋代理学家周敦颐的太极学说引入中医学理论，提出两肾间命门动气为生命本原和动力、三焦无形、三焦相火为元气别使等新说，倡肾气丸加鹿角胶、五味子、益智仁等治疗肾消，创壮原汤（方）治疗臌胀，充分反映了孙一奎的学术思想。

《孙文垣医案》由其子及门人整理，按其行医地区顺序编写，分《三吴治验》2卷、《新都治验》2卷、《宜兴治验》1卷，共5卷。该书集医案398例，内容包括外感温热、内科杂证、妇人胎产等，涉及病种众多。各案以时间为序，少叙医理，多论证治，极为重视脉诊，分析病机、判断证候，无不以六部脉象为依据，方药极为灵活。书中有独到用药，如巧用白螺蛳治隐疾、白浊、吐酸证。

（三）学术思想

1. 医易同源

《灵枢》《素问》《难经》等医学典籍医理的阐述均来源于儒家经典《周易》。孙一奎身为儒学世家，受家学渊源的影响，自幼便研读《周易》，造诣颇深。在此后的医学生涯中，这也为其提出"医易同源"之说提供了理论基础。中医学的发展离不开《周易》的影响，唐代王冰、孙思邈等也深受《易》学理论的影响，提出"医易同源"的主张，认为医学和易理均符合阴阳对立统一规律，如"在造化则有消息盈虚，在人身则有虚实顺逆，有消息盈虚则有范围之道""易理明则可以范围天地，曲成民物，通知乎昼夜；《灵》《素》《难经》明则可以节宣化机……深于易者必善于医，精于医者必通于易，术业有专攻而理无二致也"。《医旨绪余》以易与理结合，创新医学理论。朱熹称理为太极，提出"理气合一"的观点。孙氏将大极学说作为立论基础，并用此阐释医学理论；结合《难经》原气之说阐发命门，提出"命门动气"说。孙氏大力倡导"医易同源"，结合理学思想与易学原理来解释医学理论的创新思维方法，为医学发展的道路指明了方向。

2. 命门动气说

《难经·三十六难》曰："肾两者，非皆肾也，其左者为肾，右者为命门。命门者，诸神精之所舍，原气之所系也。"《难经》所述命门特性与肾脏相通。孙一奎继承朱丹溪的思想，以太极阴阳为思想基础，提出命门肾间动气即人身之太极的观点。首先，孙氏以豆子发芽喻命门与两肾的关系："此二肾，如豆子果实……内含一点真气，以为生生不息之机，命曰动气，又曰原气。"他指出两肾中间的动气就是命门的元气，也是人身的太极。孙一奎提出的"命门"具有以下特性。其一，《难经》以右肾为命门。孙一奎认为命门在两肾之间，其与肾间动气代表的原气相互融合。其二，孙一奎认为两肾属静，为阴，肾间动气属动，为阳。阴阳不可划为水火并论。故孙氏认为命门"非水非火"。其三，《难经·八难》指出肾间动气为"五脏六腑之本，十二经脉之根，呼吸之门，三焦之原。"孙一奎认为肾间动气是肺司呼吸、肾主纳气的动力来源。他结合汪机的温补培元和朱丹溪滋阴降火的观点，同时受到薛己、李东垣等人的影响，提出的命门动气学说，主要强调补肾阳的重要性。

3. 人身内景说

孙一奎非常重视人身内景的研究。《赤水玄珠·凡例》指出："医要先识人身内景，脏腑形质，手足经上下、宗气、营气、卫气，呼吸出纳，三焦终始及各经表里阴阳""若内景不明，群书不究，局局然守草根树皮之末方，左右抵牾，逢源谓何如？"他强调医者首先识人身内景，方可随证处方。《医旨绪余》专门立有《人身内景说》一篇，解说人身脏腑官窍。如《医旨绪余》有"人身内景说"一篇，其说甚详，现简述如下：咽、喉二窍，喉在前，咽在后……心有心包络维护，隔膜遮蔽，浊气不得上熏，邪气不得内犯。有二系，一通于肺，一通于肾。心包络是心上漫脂，有细筋如丝，与心、肺相连。心包络自膻中散布，络绕于三焦，三焦之气通灌十二经。肝系在心，肺下著左胁，胆在肝短叶之间。他研究和认识人身内景的方法，取于《周易》《内经》等书，认识较全面。孙氏说的内景着重描述人体内部脉络、脏腑、官窍的分属位置、关系、形态等，体现了"藏象学说"的精髓。由于历史局限，孙氏的"人身内景说"与现代解剖学相比较仍有多处错误。

4. 温补下元

孙一奎当时生活于时医极其推崇丹溪滋阴降火治法的明代中前期，治病多以寒凉药为主，攻伐脾胃真阳致病重。因此一些医家开始探讨肾与命门病机、脏腑虚损病机，以温补治法为主的温补学派日渐形成。孙一奎即为明代温补学派的重要代表人物之一。《内经》中"形不足者温之以气，精不足者补之以味"，孙一奎反对滥用寒凉之剂，主张多用温补下元治法。他认识到命门元气和三焦元气的重要性，在临床治疗上注重用参芪等药培补元气，偏于对温补肾阳药物的使用。尤其强调下焦虚寒应以温补下元为主，如臌胀、癃闭等病的治疗。孙一奎认为三焦为原气之别使，相火之用，命门元气敷布其中。如果命门动气与三焦元气得不到顾护，三焦因虚寒致气机升降失调，从而引起喘满、肿胀、中满、癃闭、消渴等证的出现。《赤水玄珠》第五卷《胀满门》论"臌胀"说："不可徒用通利，当温补下元。"孙一奎自制"壮元汤"温补下元以治疗臌胀。对于癃闭，为下元虚寒，升降失常，肾阳不足所致，治疗多以暖补肾气为主。对于遗尿者，多采用温补下元之法，固肾气，统摄有常，则尿不遗漏。另外，孙一奎临床治虚损证时温补与滋阴结合，补肾阳与滋肾阴同治，在八味丸中"去附子，加鹿茸、五味子、山药以生其精"。孙一奎治疗肾虚气不归元证，如气喘、眩晕等证，多采用纳气归元之法，用药为安肾丸、六味地黄丸等。

【医案1】张桃津乃政，原有小便癃闭之症，又小产后三日，脐下作疼，夜分发热，口渴，大便溏，日三四度。先与补中益气汤，加玄胡索、泽兰叶、牡丹皮服之，连进三帖，大便实矣。惟小便频数，滴滴不断，一日夜二十余次，夜分尤多，精神甚惫。脉虽五至，不甚充指，此血虚有热，而气亦滞也。湿热在气分。故口中渴，血虚，故脐下痛。法当峻补其阴，而淡渗其阳。以熟地黄三钱、黄柏一钱补阴为君，萆薢去湿热为臣，瞿麦穗、泽泻淡渗为佐，乌药调气，甘草为使。服下脐痛全止，小便其夜亦不起，连进三帖，病脱然矣。（《孙氏医案·三吴治验六十六》）

[分析] 癃，罢也。下元罢惫，而气馁弱不能施化，故小便淋沥点滴而下，是又称淋也。《赤水玄珠·癃门》孙氏治癃闭从三焦论治。此案中孙氏先用补中益气汤加减提补上中二焦元气，大便实，小便频，点滴而出，考虑湿热在气分兼血虚有热，法当改以补阴渗阳。以熟地黄、黄柏滋补肾阴，萆薢清泄湿热，瞿麦穗、泽泻淡渗肾阳，脐痛止，小便通，病愈。孙一奎治癃闭均以温补培元为主。另医案中也有孙氏治癃闭参以状元汤温补下焦元气治法取效者的案例。

【医案2】一书办，年过五十，糟酒纵欲无惮，忽患下消之症，一日夜小便二十余度，清白而长，味且甜，少顷凝结如脂，色有油光。治半年不验，腰膝以下皆软弱，载身不起，饮食减半，神色大瘁，脉之六部大而无力。书云：脉至而从，按之不鼓，诸阳皆然。法当温补下焦。以熟地黄六两为君，鹿角霜、山茱萸各四两，桑螵蛸、鹿角胶、人参、白茯苓、枸杞子、远志、菟丝子、怀山药各三两为臣，益智仁一两为佐，大附子、桂心各七钱为使，炼蜜为丸，梧桐子大，每早晚淡盐汤送下七八十丸，不终剂而愈……予曰：病由下元不足，无气升腾于上，故渴而多饮。以饮多，小便亦多也。今大补下元，使阳气充盛，熏蒸于上，口自不干。譬之釜盖，釜虽有水，若底下无火，则水气不得上升，釜盖干而不润。必釜底有火，则釜中水气升腾，熏蒸于上，盖才湿润不干也。（《孙氏医案·三吴治验一百三十一》）

[分析] 孙一奎认为口干多饮由下元亏虚，无气升腾于上所致。治疗肾消当以温补下元，补益精血为治则。孙氏以锅中水为例，有火方可使水沸，气升腾于上，使锅盖润泽不干。处以八味肾气丸加减。方可补肾阳、益精血。恢复肾阳之温煦蒸腾化气作用，水液正常输布运行，精微物质正常运化，元气充足，气蒸腾于上，口自然保持湿润。孙氏治下消温补下元的治法对当今临床有一定的指导作用。

参考文献

［1］黄辉.新安医学［M］.合肥：安徽科学技术出版社，2023.

［2］徐学河.新安医学固本培元派养生思想研究［D］.合肥：安徽中医药大学，2021.

［3］万四妹.明清新安医家伤寒文献研究［D］.南京：南京中医药大学，2012.

［4］章洁.基于10位新安医家医案的温病辨治特色与用药规律研究［D］.合肥：安徽中医药大学，2018.

［5］张玉才，万四妹.新安医学的历史地位及影响［J］.中医文献杂志，2004（4）：4-7.

第六章 吴中医派

苏州是享誉世界的中国历史文化名城和风景旅游城市，古称"吴中""吴下""三吴"，已有2 500多年的建城历史。早在春秋战国时期，苏州就是吴国的都城，以后历为郡、府、省的首府，是江南著名的大都会。这里文化发达，环境优美，温暖湿润，商业繁荣，故有"鱼米之乡"的美誉。丰富的吴文化底蕴，给吴中医学的发展增添了活力，也为吴中医学的形成提供了丰厚的文化积淀。千百年来，苏州地区名医辈出，著述丰富，促进了中医学的发展和繁荣，形成了颇具特色的吴中医派。

吴中医派作为中医学一个重要学术流派，起源于元末明初，发展于明代，鼎盛于清代，是吴中医学的精华所在，在国内久负盛名，于是有"吴中医学甲天下"之称。吴中医派具有"吴中名医众多""吴医著述丰富""温病学说倡自吴医"的特征，在我国医学史上具有重要的地位，影响相当广泛。

第一节 吴中医派概述

一、吴中的历史

吴医的区域范围吴,最早为古国名,世称吴国,亦称句吴、勾吴。考古证明,远在1万年以前的旧石器时代,吴人的祖先就已在长江下游太湖流域打制石器、繁衍生息。6 000年前的新石器时代,生活在苏州地区的先民们即已种植水稻、制作纺织品(葛布)和精美的玉器等,已有相当发达和一定特色的原始文化,从而显示出长江下游太湖地区与黄河中下游地区一样,是中华文明的主要发祥地之一。

据文献记载,3 100多年前的商代末年,周族首领古公亶父(即周太王)长子泰伯、次子仲雍让国避位,从陕西岐山千里迢迢南奔太湖地区,建立"勾吴"小国,使土著先吴文化与周文化融合,后又吸收越、楚、齐、晋文化的优点,孕育成了名冠华夏的吴文化。公元前514年,伍子胥"相土尝水、象天法地",筑起了阖闾大城,这便是现在的苏州城,迄今已有2 500多年悠久历史。《汉书·地理志》:"上有吴城,周武王封太伯后于此,是为虞公。为晋所灭。"据众多史料记载和史学界专家认为,现苏州古城即为吴阖闾大城旧址,其规模、位置迄今基本未变,为世界罕见。历史学家顾颉刚更指出苏州是中国现存最古老的城市之一。

随着朝代的更迭,"吴"作为国名早已不复存在,人们将当初吴国所辖的一些地区统称为吴地。秦统一中国,正式在全国推行郡县制,分天下为三十六郡,吴地属会稽郡。郡治在吴国故都(今苏州城址),并以郡治所在地设吴县,为所辖二十六县之首邑,吴县之得名自此始。《汉书·地理志》记载:"今之会稽、九江、丹阳、豫章、庐江、广陵、六安、临淮郡,尽吴分也。"《后汉书》载此时吴郡辖13城。三国时期建立"东吴国"，上承东汉，广义上吴地范围大体与前朝相似，吴郡领15县。隋唐以降，吴地的概念逐渐缩小。贞观元年（627）分全国为十道，苏州属江南道。宋徽宗时期，苏州升为平江府，领吴（吴县）、长洲、昆山、常熟、吴江、嘉定等二县四州。据《明统一志·苏州府》记载，明初改苏州府直隶南京，领一州七县，即在宋时的基础上加崇明和太仓州。清朝时吴地略有变化，但均接近于现在苏州地区的范围。

作为地名，吴地历史上有吴、吴县、吴门、吴郡、平江府、吴中、吴下、三吴等称谓。如果用地域的概念来统领，因吴地有吴医，凡是发生在吴地的医学活动都可以称为吴医。一般认为吴医的区域范围是明清时期以吴县为中心的苏州府所领州县，与现在的苏州地区相仿。

二、吴中医派历史源流

吴中医派最早可以上溯到春秋战国时期。晋代葛洪《神仙传·沈羲》："沈羲者，吴郡人也。学道于蜀中，但能消灾除病，救济百姓，不知服食药物。功德感天、天神识之……"这是关于吴中医家的最早记载。另外，还有汉代的赤松子、负局先生，南北朝的顾欢等，身兼道家背景，懂得医学，施济百姓，消灾治病，这也是中医学早期的特点之一。

由南北朝至唐朝，吴中医学逐渐发展，出现了能够运用中医理论来指导治疗疾病的医家，也开始了对外的交流。南北朝梁天嘉二年，苏州僧人知聪，精通医术，曾于公元562年携《明堂图》《针灸甲乙经》和药书东渡日本。他先在朝鲜停留一年余，传授医学，后再去日本传授中医及针灸技术，为中日医学交流起到了促进作用。知聪后辈继承祖业，日人称"吴人知聪"，被日本天皇赐以"和药使主"称号，子孙世袭职位，成为日本最有影响的世医。

据郑处诲的《明皇杂录》记载："开元中，有名医纪明者，吴人也。尝授秘诀于隐士周广。观人颜色谈笑，便知疾深浅。言之精译，不待诊候。上闻其名，征至京师……上深加礼焉，欲授以官爵。周固请还吴中。上不违其意，遂令还乡。"周广，便是苏州历史上第一位御医。

宋室南渡，国家政治、经济、文化中心也随之南迁，北方和中原地区的大批官宦、世家大族迁徙到江南，给苏州地区带来了不少新的医学知识和北方医学流派，大大促进了吴中医学的发展。他们当中有不少人是精通医学的，有的还是职业医生，按《吴县志》记载："沈良惠，忘其名，以医仕宋，由汴徙吴，高宗赐书良惠二字，吴人遂以良惠称之。"沈氏代有名医，有的则家中自办药局。在南宋，苏州先后出现了医院和药局，也出现了内科、外科、针灸科、儿科等专科医家。《平江图》是南宋碑刻，是我国古代留存至今最早、最详细、最完整的城市平面图，在图的东南隅上镂刻着"医院"二字。据考证，这所医院创建于宋嘉定年间，宝庆元年（1225），浙西提举尚书郎林介将医院改名为安养院，有"屋百础，田三顷"，收治府、县各地监狱的病囚，院内有医药熏燎、卧具和膳食，选良药，集名方，医师精良，有医院管理、护理和仓库保管人员，还订有"激稿"等奖励制度（陈奢卿《安养院记》）。这是苏州历史上最早的医院，也是中国历史上有实物可考，并且定名为"医院"的最早一所医院。医院、药局等医疗机构的建立，能将医药人员组织起来，收治患者，尤其是遇上瘟疫流行，它的优越性就愈加显现无疑，这对吴中医学的发展是一个长足的进步。元代名医葛可久，世业医，父葛应雷为名医。葛可久承家学，医术益精，他医不能治者，往求治，多奇验，因而名重大江南北。其学熟谙刘河间、张从正之说，治劳损吐血诸证尤富经验，著有《十药神书》传世。同时代吴地也出现了诸如葛氏、韩氏、钱氏等享有盛誉的世医之家，也有了"言医者莫盛于中吴"之说。

明清两代，吴中名医辈出，著述洋洋，是吴中医学的鼎盛时期，吴中医学开始走到了行业的前列。明初长洲人盛寅，少年时从王仲光学医，尽得其传，大有医名。明成祖召其诊病，疗效甚佳，授太医院御医。明仁宗时，盛寅掌管太医院事，著《六经辨证》《医经秘旨》《脉药玄微》。其弟盛宏，子盛侯，侄盛伦，孙盛恺、盛旷，俱以医术闻名。缪仲淳不仅在药物学上有极高成就，在临床各科上都有所造诣，著有《先醒斋医学广笔记》《神农本草经疏》等著作。薛己，私淑李东垣，内外妇幼，本草之学，无所不通。他先精疡科，后以内科得名，明正德年间被选为御医，开温补派之先河。随着温病学说的形成，清朝更是吴中医学的极盛期，涌现了叶天士、薛生白、周扬俊、张璐、徐灵胎、尤在泾、曹沧洲等一大批医学大家。

三、吴中医派的形成

随着吴文化的兴起，吴地的医学活动也就自然随之而产生了。然而，并非所有的医学活动都能形成一种具有鲜明特点的医学流派。吴中医学能够形成一种医学流派——吴中医派，其原因有三。其一，吴地经济繁荣，是其基础因素。吴中地处长江下游三角洲太湖流域，土地肥沃，水源丰富，气候适宜，素为鱼米之乡。两汉时期农业生产就已相当发达。吴中地区经济上的繁荣，为吴中医学鼎盛期的到来奠定了坚实而丰富的物质基础。其二，尚文重教，是其人才因素。吴中地区为吴文化的发源地和江南文化中心，自古人文荟萃，素以尚文重教著称。医学关系人命，其医理精微深奥，非不通文理者所能为。纵观吴中地区之所以能孕育、造就出大批医家和享誉海内外的名医，确与当地对文化知识的普遍重视和教育的兴旺发达密切相关。其三，著书立说，是其学术因素。吴中地区自古得天时地理之利，物华天宝，人杰地灵，历代文人著书立说，蔚然成风。这种著书立说之风也极大地影响着吴中地区的医人。由于吴医中儒医占比较大，故能注重医疗经验的总结，并从理论上加以阐述，推动了医药著作的撰写，促进了医学学术经验的保存、交流和传播。

《四库全书总目提要·医家类》指出："儒之门户分于宋，医之门户分于金元。"一个医学流派的形成，既要有对经典学术的传承和发扬，又要有新的学术创新和流传，临床的技能必须要上升到理论的层面，可以用已形成的理论指导具体的临床实践。"纵观中医各学派，始发于创新，迭见于群体的继承。"因此，学术思想、人员的有序架构、著作及其影响成了新的医学学术流派形成的三要素。

元末明初，金元四大家之一朱丹溪之门人戴思恭来吴行医，其博采众长、师古不泥，是吴医形成的引导者。戴思恭，字原礼，号肃斋，浙江省诸暨市马剑镇马剑村人，明代著名医学家。其父戴士尧为名医，幼承父业，继向金元四大家之一朱丹溪学习医术，潜心医学理论，洞悉诸家奥旨。朱丹溪弟子甚多，唯戴思恭得其真传。朱丹溪曾将记载着自己治学心得和临床经验的笔记借给戴思恭研读，戴氏医术日益精湛，治疾多获神效。明洪武年间，戴思恭被征为正八品御医，授迪功郎，深得明太祖朱元璋器重。

后苏州本地人王宾在戴思恭的指点下，熟读《内经》等书，并得到他所秘藏的朱丹溪《彦修医案》十卷，由此继承了辨病诊疗的学术经验，朱氏与戴氏学术得以"本土化"。

王宾将书传于学生盛寅，《明史·方技传》称"寅既得原礼之学，复讨究《内经》以下诸方书，医大有名，永乐初为医学正科。"盛寅由此继承传播朱丹溪的学说。又有元末明初苏州人葛应雷、葛可久父子，继承传播北方刘完素、张从正为代表的中原医学，吴中医派由此而发端。杨循吉《苏谈》言："吴下之医由是盛矣。"

明清时期是吴中医学的鼎盛时期，正是清乾嘉年间的名医唐大烈，使"吴医"广传天下，其代表作《吴医汇讲》，是中国最早的医学刊物，在

第六章　吴中医派

医学界有着较大的影响。用作者自己的话来说："是集，凡属医门佳话，发前人所未发，可以益人学问者，不拘内、外、女、幼各科，无不辑入。"阅读本书，其中有经典著作的注解阐发，有学术理论的争鸣探讨，有临床治验的记录，有药物方剂的解释、考证，有医话歌诀等，无所不包。叶天士的《温证论治》、薛生白的《日讲杂记》、杨立方的《读〈伤寒论〉附记》等均全文刊入，吴地医学进入鼎盛时代，"吴医"也得以为天下人周知。

如果说吴中医派始发于金元时期的戴思恭、王仲光等医家，也仅仅是"溪流"的源头，"大江大河"的形成还是源于之后的辈出名医和洋洋著述，特别是由此而形成的一脉相承的学术思想。正如吴怀棠在《吴中名医录》序言中所言：吴中地区数百年来涌现出不少名医，"有文明邦国者，有饮誉乡里者，有创造发明著书立说而形成一代宗师者，有精于脉理善诊妙治而留范千百医案者，有广注阐解经典者，有专论克治时病者，有精通诸科者，有独善一技者。总观诸贤，不惟医道高超，且皆医德隆厚。"这一庞大的医学名家群体，形成颇具特色的地方医学流派，在中国医学史上有重要的地位。

四、吴中医派的突出贡献——温病学说

分析吴中医派众多医家的学术成就及思想，大致可以分为以葛可久、缪希雍等为代表的吴中杂病流派，以张璐、柯琴等为代表的吴中伤寒学派，以叶天士、吴又可等为代表的吴中温病学派，以薛己、王维德等为代表的吴中外科学派。当然温病学说是吴中医派对中医学的突出贡献。

温病学说是吴中医派的中心学术思想，元末明初的王履、明末清初的吴有性、清中期的叶天士分别代表了温病学说的萌芽、形成、鼎盛时期，从根本上划清了温病与伤寒的界限，温病学说从此成为中医学医学流派重要的组成部分。至此，吴地逐步形成了独具特色、地域性极强、传承不衰

的医学流派——吴中医派。

(一)萌芽时期

吴中医派的萌芽时期以元末明初王履为代表。王履(1332—1391),字安道,号奇翁,又号畸叟,又号抱独老人、溯洄老人。王履少从朱震亨学医,尽得其传,治学富有独创精神,曾著《医经溯洄集》(简称《溯洄集》)、《百病钩玄》、《医韵统》等书。现唯《溯洄集》行世。该书载论21篇,对《内经》《难经》及《伤寒论》中的一些问题加以论述,其中如对"亢则害,承及制"的解释,"四气所伤"的阐述,三阴证寒热的辨识等,都有独到之处。《古今医统大全》称其"学究天人,文章冠世,极探医源,直穷奥妙"。

王履在他的《医经溯洄集》中说:"夫伤于寒,有即病者焉,有不即病者焉。即病者,发于所感之时;不即病者,过时而发于春夏也。即病谓之伤寒,不即病谓之温与暑。"其病因虽不殊,但施治不得混淆,王履明确提出了"温病不得混称伤寒"的观点,澄清了当时对温病、伤寒的模糊看法,指出温病是与伤寒不同的一类疾病,在治疗上应"治以辛凉苦寒",有异于伤寒的"辛温解表",使温病在名称和治法上摆脱了伤寒的羁绊,走上了独立发展的道路。因此,王履的学术认识成就了他在温病学发展史上先驱者的地位。

(二)形成时期

吴中医派的形成时期以明末清初吴有性为代表。吴有性(1582—1652),字又可,号淡斋,江苏吴县人,传世著作《温疫论》。该书对瘟疫的病因病机、辨证施治、类证鉴别及调护等各个方面均有系统阐述,自成体系,发前人所未发,堪称我国医学史上第一部瘟疫学专著,给后世温病学家以很大启示,也为整个温病体系的建立奠定了坚实的基础。

吴氏以自己的治疫经验和体会,对于瘟疫的病因,大胆提出"疠气"

致病学说。正如其在《温疫论》自序中说"夫瘟疫之为病，非风、非寒、非暑、非湿，乃天地间别有一种异气所感"，他把这种"异气"叫作"杂气"（又称疫气、疠气、戾气），以传染为其特征，"伤寒与中暑，感天地之常气，疫者感天地之疠气"，且"此气一来，无论老少强弱，触之者即病"。他将"瘟疫"与其他热性病区别开来，从而使传染病病因突破了前人"六气致病学说"的束缚，可谓意义非凡。

吴氏指出"疠气"的传染途径是通过空气传染与接触而染病两种途径，即"有天受，有传染"。"天受"就是空气传染，"凡人口鼻通乎天气"，"呼吸之间，外邪因而乘之""邪从口鼻入"。"传染"就是指通过与患者的接触而染病。另外，吴氏认为传染病流行形式可以是大流行，也可以是散发的。

吴氏对于"疠气"的侵犯部位，也有独特见解，认为"邪从口鼻而入，则其所客，内不在脏腑，外不在经络，舍于夹脊之内，去表不远，附近于胃，乃表里之分界，是为半表半里，即《针经》所谓横连膜原是也。"因疫邪伏于膜原，居于半表半里，外可出表，内可入里，从而创立了"疏利透达"的"达原饮"，能使邪热内溃，表气通顺。

（三）鼎盛时期

吴中医派的鼎盛时期以清代叶天士为代表。叶天士（1667—1746），名桂，号香岩，别号南阳先生，江苏吴县人，居上津桥畔，故叶桂晚年又号上津老人，"温病四大家"之一，是中国最早发现猩红热的人。其传世著作有（由门人和后人整理）《温热论》《临证指南医案》。《温热论》是叶氏治疗温病的经验结晶，概述了温病辨证归类的纲领、传入途径、诊断要点、治疗原则，对临床实践具有指导意义，为承先启后的著作。《温热论》的问世标志着温病学说理论体系的确立。

叶氏不仅仅接受了吴氏的温病"口鼻传入"理论，而且着力阐述了温病的传变途径和规律。《温热论》提出"温邪上受,首先犯肺,逆传心包",成为温病学说里程碑式的理论,此条被后世誉为温病大纲,使温病从伤寒体系中分离出来,形成了独立的医学体系。叶氏所言的"逆传心包"之变,揭示了温邪为患可迅即内传心营,导致病情恶化,出现神志异常的证候特点。

叶氏温病理论的核心是卫气营血辨证。《温热论》指出:"卫之后方言气,营之后方言血。在卫汗之可也,到气才可清气,入营犹可透热转气,入血就恐耗血动血,直须凉血散血",把温病的发生发展过程按卫、气、营、血划分为四个阶段,以揭示病变浅深、轻重层次,阐明了温病发展过程中的病理变化,总结了温病传变的一般规律,并阐释了卫、气、营、血四个阶段的证候特点,概括了其治疗大法,就此成为温病辨证论治的首要纲领,使温病学形成了一个比较完整的辨证体系。

五、吴中医派的特征

(一)名医众

吴中医派形成的过程中,医家群星璀璨,特别是明清时代,名医辈出。据《吴中名医录》记载,苏州历代医家有1 200余人,仅明清时代就有近1 100人,诸如王安道、薛立斋、缪希雍、吴又可、张璐、叶天士、薛雪、周扬俊、徐灵胎、尤在泾、王洪绪、陆九芝、曹沧洲等著名医家,涵盖了临床各科,临诊技艺可谓登峰造极。

(二)著述丰

吴中历代医家,既有高超的临床技术,又有丰富的医学理论,善于著书立说,据资料统计,历代吴医古籍530余种,内容丰富多彩,涉及中医学的各个方面。影响较大的有宋代的《女科万金方》,元代的《泰定养生主论》《十药神书》,明代的《医经溯洄集》《薛氏医案二十四种》《神农本草经疏》《温疫论》，清代的《绛雪园古方选注》《临证指南医案》《医经原旨》《温热论》《湿热论》《徐氏医书六种》《张氏医通》《伤寒贯珠集》《外科证治全生集》《世补斋医书》等。此外，还有许多珍贵的稿本、抄本、孤本及罕见的木刻本，如《暴证知要》《医便初集》《医林正印》《温热朗照》《痧疹一得》《医学蒙引》《临证度针》《古今方案汇编》《内经病机篡要》等。这些著作是吴中医学的宝贵财富。

（三）学术创新

首先，温病学说可以说是吴中医派精髓中的精髓，医派一脉传承的灵与魂才得以完美统一。温病学说明确提出温病不同于伤寒，正因为温病学说的创立，吴中医派从理论到治法都拓出了一条新路，温病学说的创立是对中国医学发展的一项巨大贡献，是整个中国医学发展里程碑式的事件，是继医圣张仲景《伤寒杂病论》之后中医又一大发展创新。前面已经对其进行论述，这里不再赘述。

其次，络病学说是中医学术体系的重要组成部分。其起源于《黄帝内经》，《伤寒杂病论》奠定了络病论治的基础，真正在临床上作为准则应用的还是清代医家叶天士。叶氏继承了《内经》对络病的认识、《伤寒杂病论》络病诊治的经验，确立了络病的病机特点为"久病入络""久痛入络"。《临证指南医案》记载了中风、痛证、痹证、癥积等络病证。在总结前人用药经验基础上，发展了络病的治法方药，提出了"络以辛为泄"的理念，创立了辛味通络的治法。叶氏在《临证指南医案》中全面总结和发展了络病辨治特色，是对中医基础理论发展的突出贡献。络病理论概括了疾病的发生发展在微观领域中的特点，从而补充了中医理论微观上的不足。现代络病理论研究的兴起，全面地从人体的微结构来认识络病发生与发展，探讨络病的实质内容，为多种疑难病的治疗提供了新思路、新方法，其发端应该来源于叶天士的络病理论。

再次，胃阴学说是"脾胃学说"的重要组成部分。叶天士是"脾胃学说"的集大成者，在汲取了历代医家"存胃阴"学术思想的基础上，对脾胃学说的部分理论观点进行了修正和补充，形成了理法方药理论体系完整的"胃阴理论"。其"胃阴学说"倡导脾胃分治，认为脾胃虽同属中土，但生理属性不同，故而病理表现有异。"纳食主胃，运化主脾，脾宜升则健，胃宜降则和""太阴湿土，得阳始运，阳明阳土，得阴自安。以脾喜刚燥，胃喜柔润也"，主张"甘润养胃"。脾胃分论是胃阴学说的关键点。叶氏的"脾胃分治"观点，既弥补了李东垣脾胃学说中详于治脾，略于治胃之不足，也是对张仲景、刘完素等众多医家"存胃阴"学术思想的进一步拓展。

第二节　吴中医派著名医家及学术思想

一、叶桂

（一）生平著作

叶桂（1667—1746），字天士，号香岩，别号南阳先生，晚年又号上津老人，清代江苏吴县人。叶氏出身中医世家，祖、父皆医，幼承庭训，白天习儒，夜晚博览医书。叶桂14岁因父丧，乃从学于父之门人朱某。其不拘于门户之见，凡听到有擅长医术的人，无不虚心讨教，10年间先后拜周扬俊、马元仪等名师17人，汲取诸家之长，融会古今，立方遣药，灵活变通前人成法，自出机杼，勇创新说，成为一代名医。由于忙于诊务，叶氏无暇著书立说，门人顾景文根据叶氏对温病的论述，辑成《温热论治》，并经唐大烈润色，首刊于《吴医汇讲》；《临证指南医案》将其改为《温热论》置于篇首，《医门棒喝》将其更名为《叶天士温热论》收录，

《温热经纬》收载时又更名为《叶香岩外感温热病篇》，对后世治疗温热病产生了重大影响。后人华岫云、李翰圃、邵新甫等将叶氏临证治验医案与用药心得收集整理编注成《临证指南医案》十卷。

叶氏治学主张博采众长，重视学术创新。

叶桂的代表著作是《温热论》与《临证指南医案》；另有《叶氏医案存真》《幼科要略》《未刻本叶氏医案》。现在的最新版本为《叶天士医学全书》。

（二）学术思想

1. 创立卫气营血辨证纲领

叶桂在继承前贤论治温病理论与经验基础上，深入系统研究温病的病因病机、传变途径、病邪侵犯部位与深浅、发病规律、临床特征，将温热病分为卫、气、营、血四个阶段辨证施治，从此治疗温病有了系统的理论与治疗方法，并对吴瑭、章楠、王士雄等产生了重要影响。

叶氏认为，温热之邪从口鼻而入，侵犯肺卫，症见发热、微恶风寒、无汗或汗出不畅、头痛、咳嗽、咽红或痛、口微渴、舌边尖红、舌苔薄白、脉浮数，确立了"在卫汗之可也"，治宜辛凉透解。若热传气分，正邪俱盛，症见大热、不恶寒而反恶热、汗出、口渴饮冷、舌苔黄燥、脉数有力，提出"到气才可清气"，治宜辛寒清气。若热邪深入营分，或卫分热邪逆传心包，症见身热夜甚、口反不甚渴、心烦躁扰，甚或有谵语，或见斑点隐疹、舌红绛无苔、脉细数；或神昏谵语，或昏愦不语、四肢厥逆、身热灼手、舌苔黄燥、脉细滑数等，"入营犹可透热转气"，治宜清营泄热，药用犀角、玄参、羚羊角等，清营凉血、养阴生津。热邪深入血分，症见身热、心烦、躁扰昏狂、出血、舌质紫绛、脉数，"入血就恐耗血动血，直须凉血散血"，宜用生地黄、牡丹皮、赤芍、阿胶等，凉血活血、清热解毒。可见，叶氏的卫气营血理论，与仲景以营卫解释风寒表证病机，并作为调和营卫、辛温解表的立法依据，用气血来解释部分病证的病位、病机的意义很不相同，与《内经》只提出卫气营血的概念、功能相比较，更是理论上质的飞跃。

【医案】谢　积劳伤阳，卫疏，温邪上受，内入乎肺。肺主周身之气，气窒不化，外寒似战栗，其温邪内郁，必从热化。今气短胸满，病邪在上，大便泻出稀水，肺与大肠表里相应，亦由热迫下泄耳。用辛凉轻剂为稳。杏仁、桔梗、香豉、橘红、枳壳、薄荷、连翘、茯苓。（《临证指南医案·风温》）

［分析］本案体现了温邪上犯，首先犯肺，表现为外微恶寒，气短胸闷，其中大便稀溏是肺热下移大肠所致，故病仍在卫分，体现了"在卫汗之可也"，用辛凉透解的治法。

2."阳化内风"学说

唐宋之前大多认为中风是"外中风邪"所致，唐宋之后，尤其是金元时期，始有"内风"立论。叶氏在继承中风非外中风邪观点的基础上，结合自己的临证经验，强调中风的病机为"身中阳气之变动"，并倡导"阳化内风"学说。

（1）病因病机及临床表现：叶氏认为肝风的主要病机在于"阳化内风"，所谓"阳化内风"即指"身中阳气之动变"，以致"内风动越"，实为肝阳化风。肝风的病因多端，叶氏认为此病之本源于精血内亏，水不涵木，虚风内动，而影响因素又不止于此。或由于平素怒劳忧思，五志气火交并于上，肝胆内风鼓动盘旋，上盛而下虚；或由于肝血肾液两枯，阳扰风旋，主要表现为眩晕、肢麻、耳鸣等；或由于中阳不足，阳明络脉空虚，而内风暗动等，多表现为肢体麻木或痿废、口眼㖞斜、不饥不纳等。

总之，病变中心在肝。如其门人华岫云总结："肝为风木之脏，因有相火内寄，体阴用阳，其性刚，主动主升，全赖肾水以涵之，血液以濡之。肺金清肃下降之令以平之，中宫敦阜之土气以培之，则刚劲之质得为柔和之体，遂其条达畅茂之性，何病之有？"否则，肾水不涵，心血失濡，脾土失培，肺金失平，则导致肾精愈亏，肝阴不足，血燥生热，热则风阳上升，窍络阻塞，因此，肝风内动总以头目不清、眩晕跌仆，甚则瘛疭痉厥诸证为主要表现。

（2）治疗特色：叶氏常用滋肾、养血、益气、养阴之法培补正气，再用镇阳、和阳、潜阳之品以调和阳气之变动，从而达到息风的目的；至于全蝎、蜈蚣、地龙、钩藤等息风之品，反而少用，这正体现了叶氏治病求本的思想。若真阴虚，用生地黄、熟地黄、何首乌、玄参等，滋养肝肾，填精养血，滋阴濡润；真阳虚，用肉苁蓉、枸杞子、巴戟天等，温润而不燥之品；若心气心血亏耗，营液内损，虚阳内动，常用酸枣仁、远志、山茱萸、柏子仁、丹参、茯神等"益心气以通肝"；若心阴心血亏损，少阴君火与厥阴相火充炎于上，常用玄参、生地黄、天冬、竹叶、连翘、菖蒲等，"先拟清血分中热，继当养血熄其内风"；若肺失肃降而致痰火风诸证者，选用沙参、人参、黄芪养肺平肝，燥痰多加浙贝母、柿霜、鲜竹沥、知母等；若"阳明脉虚，加以愁烦，则厥阴风动，木横土衰"，用黄芪、人参、白术、茯苓等培中健脾，佐以平肝息风之药；若湿痰夹风者，选用半夏、橘红、茯苓、姜汁、胆南星、竹沥之类；若肝火盛而胃阴亏虚者，选用白扁豆、沙参、玉竹、麦冬、天花粉、桑叶、石斛等，佐清肝之品。叶氏在方药的运用上，不仅辨证用药，灵活变通，对于前人的名方，亦加减化裁，如其运用复脉汤、地黄饮子、虎潜丸、镇阴煎诸方，大多去其温燥之品，而保留其滋阴、潜阳、和阳诸药，受到了后世医家的推崇。

【医案】席　脉来弦动而虚，望六年岁，阳明脉衰，厥阴内风暗旋不息，遂致胃脉不主束筋骨以利机关，肝阳直上巅顶，汗从阳气泄越。春月病发，劳力病甚，此气愈伤，阳愈动矣。法当甘温益气，攻病驱风，皆劫气伤阳，是为戒律。人参、黄芪、当归、炙甘草、桑叶、麦冬、地骨皮、天花粉。（《临证指南医案·肝风》）

卢　嗔怒动阳，恰值春木司升，厥阴内风乘阳明脉络之虚，上凌咽喉，环绕耳后清空之地，升腾太过，脂液无以营养四末，而指节为之麻木。是皆痱中根萌，所谓下虚上实，多致巅顶之疾。夫情志变蒸之热，阅方书无芩连苦降、羌防辛散之理。肝为刚脏，非柔润不能调和也。鲜生地、玄参心、桑叶、丹皮、羚羊角、连翘心，又生地、阿胶、牡蛎、川斛、知母。（《临证指南医案·中风》）

[分析]席案，脉弦动而虚，提示患者正气不足，不能只用镇肝祛风的治法，而宜甘温益气；卢案，因情志而致肝风内动，四末失于阴液濡染出现麻木，此时宜用养阴之法。两案从两个方向治疗肝风内动，体现叶氏的随证治之及治病求本的思想。

3. 胃阴学说

《内经》强调人以胃气为本，李杲《脾胃论》认为脾胃是元气之本，详论脾阳，治疗偏于升补。缪仲淳重视脾阴，主张调理脾胃，需要区分阴阳，用药甘润清灵。叶天士指出"脾喜刚燥，胃喜柔润"的脾胃生理观，故强调脾胃分治，提出了胃为阳土，宜凉宜润的治疗原则，至此胃阴的辨治从理论到治疗形成了完整、明确的体系，终与脾阳、脾阴学说分道扬镳，胃阴学说由此确立。

（1）病因病机：一是素体阳盛，五志化火伤及胃阴；二是五味偏胜，过食辛辣温燥之品使胃阴损伤；三是素体阴虚，或年老液衰，复加外感温热燥邪，劫耗胃阴；四是热病后期肺胃阴伤。胃阴虚常见于温病、咳嗽、肺痿、血证、泄泻、呕吐、虚损、不食、便秘、失音等多种病证。

（2）脾胃分治：脾胃乃后天之本，叶氏在继承前人理论的基础上，结合自己的临证经验，主张脾胃分治。《临证指南医案·脾胃》曰："阳土喜柔，偏恶刚燥，若四君、异功等，竟是治脾之药。腑宜通即是补，甘濡润，胃气下行。"该书强调，辨病首先从脾胃的脏腑属性上区分："脏宜藏，腑宜通，脏腑之体用各殊""纳食主胃，运化主脾""脾宜升则健，胃宜降则和"；进而从脾胃生理特性上区分："脾喜刚燥，胃喜柔润""太阴湿土，得阳始运；阳明阳土，得阴自安"。故针对脾、胃阴阳的不足，叶天士分别提出了"温运脾阳""敛养脾阴""运化为主"以及"濡养胃阴""温理胃阳""养通结合"的不同治法，对后世医家临证辨治脾胃疾病具有指导意义。

（3）用药经验：氏治疗胃阴不足，主张以甘平或甘凉濡润为主濡养胃阴，以恢复胃之通降功能。因为"胃宜降则和者，非用辛开苦降，亦非苦寒下夺，以损胃气，不过甘平，或甘凉濡润，以养胃阴，则津液来复，使之通降而已矣。"在具体用药上，常用麦门冬汤化裁，喜用沙参、麦冬、石斛、天花粉、玉竹、山药、生扁豆、生甘草等。

【医案】胃阴不足：王数年病伤不复，不饥不纳，九窍不和，都属胃病。阳土喜柔，偏恶刚燥，若四君、异功等，竟是治脾之药。腑宜通即是补，甘濡润，胃气下行，则有效验。麦冬一钱，火麻仁（炒）一钱半，水炙黑小甘草五分，生白芍二钱，临服，入青甘蔗浆一杯。（《临证指南医案·脾胃》）

肝胃阴伤：苏　向来翻胃，原可撑持。秋季骤加惊扰，厥阳陡升莫制，遂废食不便，消渴不已。如心热，呕吐涎沫，五味中喜食酸甘，肝阴胃汁，枯槁殆尽，难任燥药通关。胃属阳土，宜凉宜润；肝为刚脏，宜柔宜和。酸甘两济其阴。乌梅肉、人参、鲜生地、阿胶、麦冬汁、生白芍。（《临证指南医案·噎膈反胃》）

[**分析**]王案，不饥不纳，有治胃治脾之别，当详加鉴别，治胃宜通宜润，选用甘润之药。若用四君、异功等治脾，反增其病。苏案，肝胃阴伤，选用酸甘两济其阴。

4.虚损病辨治

虚损又称虚劳，是以脏腑功能衰退，气血阴阳不足为主要病机的多种慢性虚弱证候的总称。叶桂博采众长，融会贯通，《临证指南医案》"虚劳篇"集中反映了其辨治虚劳的思想和特色。在辨证过程中，统分阴阳之造偏，细别脏腑之虚损，参四时运气，断先天后天，使得虚劳的辨证清晰明了。治疗上重视扶正，总结出甘药培中、血肉填下，中下兼顾以治疗虚损病的用药经验，提出静养节欲、饮食调养的虚损病康复措施。叶氏治疗虚损的经验如下。

（1）甘药培中：脾胃为后天之本，叶氏临证用药尤为重视，注重"中官后天为急""培脾胃以资运纳"，因为甘药益气健脾，化生精血能"培生生初阳，是劳损主治法则。"培中则主张脾胃分治，脾阳虚以温补为宜，升阳为先；胃阴虚以养阴为宜，降胃为要。其选方用药不离六味、四君，配用陈皮、半夏、茯苓、厚朴、麻仁等，务使补中有通。温补药中"少济以柔药"，如粳米、木瓜之类，以防劫阴。

（2）血肉填下：叶天士认为："夫精血皆有形，以草木无情之物为补益，声气必不相应"，提出血肉有情之品补益下焦精血，认为其有"栽培身内之精血"之功。叶氏常用猪骨髓、牛骨髓、羊骨髓、紫河车、龟甲、鳖甲、鹿茸、鹿角胶、阿胶、牛乳、人乳、羊肉、鸡子黄等血肉有情之品，填补精气。若偏于肾阴虚，佐以生地黄、熟地黄、麦冬、天冬、枸杞子、何首乌、女贞子、墨旱莲、牡丹皮、知母、黄柏等凉润之品；偏于肾阳虚，佐以肉苁蓉、菟丝子、沙苑子、巴戟天、补骨脂、杜仲等柔剂阳药，而少用肉桂、附子等辛热之品以防劫伤阴精。另外，补中有涩，配伍如芡实、五味子、莲子、覆盆子、桑螵蛸等，以防肾精外泄。

（3）中下兼顾：叶桂认为肾阳自下涵蒸，而脾阳始能运筹；后天脾胃健旺，而先天精气得充。肾阳下损，久必延及中宫；反之，脾气中乏，久则亦会殃及下元。由此，叶氏提出治疗虚损要中下兼顾、脾肾双补，如在补脾药中常加菟丝子、沙苑子、肉苁蓉、熟地黄、女贞子等；在补肾药中常加用人参、茯苓、山药、陈皮等，或早服八味、六味，晚服异功散等。

（4）静养节欲：叶氏认为虚损的形成皆是"因病致偏，偏久致损"，或"因烦劳伤气""纵欲伤精""他症失调，蔓延而致"，指出"养育阴气，贵乎宁静。夫思烦嗔怒，诵读吟咏，皆是动阳助热"。故叶氏认为"损怯之症，不加静养，损不肯复"，主张"劳损之症，急宜静养""远房帏，独居静室""山林静养""必静养，可制阳光之动""务宜怡悦开怀"等调节机体阴阳平衡，协助药物更好地发挥疗效，从而达到恢复精气神的目的。

（5）饮食调养：叶氏对"药难奏功"的虚损患者，主张以饮食调养促其康复，提出"食物自适，即胃喜为补"的观点，运用诸如黄鳝、鱼鳔、海参、淡菜、南枣、甘蔗、人乳、牛乳、骨髓、猪脊筋、鸡子黄、羊腰子等，或配入方中，或单以食治，使食与药有机地融合，以辅药力直达病所，并最终实现"饮食增而津血旺，以致充血生精而复其真元之不足"的目的。

【医案】华　春深地气升，阳气动，有奔驰饥饱，即是劳伤。《内经》劳者温之，夫劳则形体震动，阳气先伤。此温字，乃温养之义，非温热竞进之谓。劳伤久不复元为损，《内经》有损者益之之文。益者，补益也。凡补药气皆温，味皆甘，培生生初阳，是劳损主治法则。春病入秋不愈，议从中治。据述晨起未纳水谷，其咳必甚，胃药坐镇中宫为宜。金匮麦门冬汤去半夏。（《临证指南医案·虚劳》）

赵　虚不肯复谓之损。纳食不充肌肤，卧眠不能着左，遇节令痰必带血，脉左细，右劲数。是从肝肾精血之伤，延及气分。倘能节劳安逸，仅堪带病永年。损症五六年，无攻病之理。脏属阴，议平补足三阴法。人参、山药、熟地、天冬、五味、女贞。（《临证指南医案·吐血》）

[分析]华案，从病案可以看出，患者主要症状为咳嗽，叶氏从胃论治，体现其治疗虚劳甘药培中的思想，并注重胃阴，故去半夏之辛燥。赵案，体现了叶氏中下兼顾的治疗思路，用熟地、天冬、五味子、女贞子养肝肾之阴同时，兼顾中焦，用人参、山药来补脾，使后天脾胃健，而先天精气充。

5. 久病入络说

《难经·二十二难》指出："气留而不行者，为气先病也；血壅而不濡者，为血后病也。故先为是动，后为所生。"叶天士基于此总结出气病与血病有先后传变次序的规律，提出"初病在经，久痛入络，以经主气，络主血""初为气结在经，久则血伤入络""盖久痛必入于络，络中气血，虚实寒热，稍有留邪，皆能致痛""经几年宿病，痛必在络……痰因气滞，气阻血瘀。"此即"久病入络"及"久痛入络"学说。叶天士在《临证指南医案》中指出："医不明治络之法，则愈治愈穷矣"，提出了"络病"这一概念，并进一步分析了络病的形成。这一理论对慢性疑难杂病等的治疗具有重要的指导意义。

（1）络病治法：叶氏治疗络病以"通"为主，《临证指南医案·胁痛》王案云："久病在络，气血皆窒，当辛香缓通。"其认为络以辛为泄，辛能行、能散、能通，正是"区区表里解散之药，焉得入络？通血脉、攻坚垒，佐以辛香，是络病大旨。"叶氏指出络病具体分虚实论治，病证属实者，治以辛温通络、辛香通络、辛润通络、虫蚁搜络；病证属虚者，提出"大凡络虚，通补最宜"，治以辛甘通补与滋润通补。

（2）用药特色：辛温通络，常用药有桂枝、细辛等；辛香通络，常用薤白、降香、冰片等；化痰通络，常用半夏、枳实、橘红等；活血通络，常用丹参、川芎、泽兰、泽泻等。对于使用辛咸通络的虫蚁类药，如土鳖虫、全蝎、地龙、蜂房等，更是叶氏治疗络病的独到之处，他认为虫蚁类药"灵动迅速……以搜剔络中混处之邪"，使"血无凝著，气可宣通"。叶氏认为"飞者升，走者降，灵运迅速"，功效专注而迅猛。

二、吴瑭

（一）生平著作

吴瑭，字鞠通，江苏淮阴人，约生于清乾隆、道光年间（1758—1836）。初习儒，19岁那年，父亲病故，感亲人夭亡之痛，遂"慨然弃举子业，专事方术。后赴京师参加检校《四库全书》，获观吴又可《温疫论》，认为其"议论宏阔，实有发前人所未发，遂专心学步焉"。虽遍阅晋唐以来医书，总感到未惬心意，经过十年的钻研，吴氏虽有所体会，但未敢轻易为人医治。恰逢癸丑年（1733）"都下温疫大行"，诸友力推吴氏医治，经吴氏救治，使已成"坏病"的病人，被治愈计数十人，而死于庸医之手的病人，却不可胜数。鉴于亲眼目睹的事实，吴氏极为感叹，乃"采辑历代名贤著述，去其驳杂，取其精微，间附己意，以及考验，合成一书，名曰《温病条辨》"。该书在清代众多温病学家成就的基础上，进一步建立了完全独立于伤寒的温病学说体系，创立了三焦辨证纲领，为清代温病学说标志性的专著。吴鞠通除了著述《温病条辨》之外，还著有《医医病书》与《吴鞠通医案》。

（二）学术思想

吴氏温热病理论是在继承《内经》《伤寒论》的基础上，广泛地汲取了前贤的宝贵经验和学术见解而形成的。他贯通刘河间、王安道、吴又可、喻嘉言诸家之学，尤其心折叶天士，他认为叶天士"持论平和，立法精细""案中治法，丝丝入扣"。因而，吴氏"抗志以希古人，虚心而师百氏"，远则"追乎仲景"，近则"师承于叶氏"，博采众家，创立了温病三焦辨证纲领。吴氏对四时热性病的传变规律条分缕析，总结了治温病大法，订制了许多名方，使温病学辨治体系趋于完整。三焦辨证是吴鞠通温病学说的核心。

吴氏取《灵枢·营卫生会》三焦分部的概念，将温病的病理变化，概括为上、中、下三焦证候，由上及下是其传变规律。他说："温病由口鼻而入，鼻气通于肺，口气通于胃；肺病逆传则为心包，上焦病不治，则传中焦，胃与脾也；中焦病不治，则传下焦，肝与肾也。始上焦，终下焦"（《温病条辨·卷二》），由此而决定治疗，其总的原则是"治上焦如羽，非轻不举；治中焦如衡，非平不安；治下焦如权，非重不沉"。

1.上焦证治

"凡病温者，始于上焦，在手太阴"，证见"脉不缓不紧而动数，或两寸独大，尺肤热，头痛，微恶风寒，身热自汗，口渴，或不渴而咳，午后热甚。"风温、温热、温疫、冬温，初起恶风寒者，桂枝汤主之；但热不恶寒而渴者，辛凉平剂银翘散主之。风温但咳，身不甚热，微渴者，辛凉轻剂桑菊饮主之；脉浮洪，舌黄，渴甚，大汗面赤，恶热者，辛凉重剂白虎汤主之；若见脉浮芤，汗大出，鼻孔煽等重危征象，宜白虎加人参治之；津伤口渴，则以雪梨浆、五汁饮沃之；发斑，用化斑汤主之；发疹，用银翘散去豆豉，加细生地黄、牡丹皮、大青皮，倍玄参主之。邪入心包，神昏谵语，舌謇肢厥，用清宫汤、牛黄丸、紫雪丹、局方至宝丹等分别治之。湿温证见头痛、恶寒、身重疼痛、舌白不渴、胸闷、午后身热等证，宜用三仁汤宣泄。秋燥伤太阴气分者，桑杏汤主之；燥伤肺胃阴分，或热或咳者，沙参麦冬汤主之。

2. 中焦证治

"面目俱赤，语声重浊，呼吸俱粗，大便闭，小便涩，舌苔老黄，甚则黑有芒刺，但恶热，不恶寒，日晡益甚者，传至中焦，阳明温病也。"风温、温热、温疫、温毒、冬温，证见脉浮洪躁甚者，白虎汤主之；脉沉数有力，甚则脉体小而实者，大承气汤主之；若肢厥，神昏，不大便，或胸腹满坚，甚则拒按，亦大承气汤主之；诸证悉有而微，脉不浮者，小承气汤微和之；纯利稀水无粪者，为热结旁流，调胃承气汤主之。阴虚之人，患阳明温病，无上焦证，数日不大便，不可用承气，宜增液汤。阳明温病，下后汗出，当复其真阴，用益胃汤。

"阳明湿温，气壅为哕者"，宜新制橘皮竹茹汤主之；湿郁三焦，脘闷、便溏、身痛、舌白，宜二加减正气散主之；吸受秽湿，神识昏迷、舌白、渴不多饮，先宜芳香通神利窍，用安宫牛黄丸，继用茯苓皮汤，以淡渗分消之；湿甚为热，疟邪痞结心下，烦躁自利，舌白口渴，用泻心汤。秋燥伤胃阴，可用五汁饮或玉竹麦门冬汤；燥证气血两燔者，治以玉女煎。

吴氏还善于变化承气汤，治疗各种中焦温病，如新加黄龙汤、宣白承气汤、导赤承气汤、牛黄承气汤、增液承气汤等。这些方药，已被后世医家广泛地应用于临床。

3. 下焦证治

"风温、温热、温疫、温毒、冬温，邪在阳明久羁，或已下，或未下，身热面赤，口干舌燥，甚则齿黑唇裂，脉沉实者，仍可下之；脉虚大，手足心热甚于手足背者，加减复脉汤主之。"中焦温病久羁不已，进一步耗及下焦之阴，而为下焦温病，治以加减复脉汤为主。若下后大便溏，脉数者，与一甲复脉汤；真阴耗竭，壮火复炽，心中烦，不得卧者，黄连阿胶汤主之；夜热早凉，热退无汗，热自阴来者，青蒿鳖甲汤主之；热邪深入下焦，脉沉数，舌干齿黑，手指但觉蠕动，急防痉厥，二甲复脉汤主之；既厥且哕，脉细而劲，小定风珠主之；热邪久羁，吸烁真阴，或因误治，神倦瘛疭，脉气虚弱，舌绛苔少，时时欲脱者，大定风珠主之。

湿温久羁，三焦弥漫，神昏窍阻，少腹硬满，便结者，治以宣清导浊汤。秋燥伤及肝肾之阴，昼凉夜热，甚则痉厥者，三甲复脉汤、定风珠等主之。

吴氏所阐述外感热病的三焦辨证与六经辨证是不可分割的，正如吴氏所说："《伤寒论》六经由表入里，由浅入深，须横看；本论论三焦，由上及下，亦由浅入深，须竖看，与《伤寒论》为对待文字，有一纵一横之妙。"三焦病机与叶桂所论的卫气营血病机亦有密切的联系。因此，三焦病机的阐述，实"羽翼伤寒"，充实了六经证候，进一步完善了温热病的辨证论治体系。

【医案】赵　二十六岁，乙酉年四月初四日。六脉浮弦而数，弦则为风，浮为在表，数则为热，证现喉痛。卯酉终气，本有温病之明文，虽头痛身痛恶寒甚，不得误用辛温，宜辛凉芳香清上。盖上焦主表，表即上焦也。桔梗五钱，豆豉三钱，银花三钱，人中黄二钱，牛蒡子四钱，连翘三钱，荆芥穗五钱，郁金二钱，芦根五钱，薄荷五钱。煮三饭碗，先服一碗，即饮百沸汤一碗，覆被令微汗佳。得汗后，第二三碗不必饮汤。服一帖而表解，又服一帖而身热尽退。

初六日，身热虽退，喉痛未止，与代赈普济散。日三四服，三日后痊愈。（《吴鞠通医案》）

[分析] 表证有寒热之别，治疗有辛温、辛凉之异，差之毫厘谬以千里，本案虽有头痛身痛恶寒，是卫气被温热之邪郁遏所致，喉痛是其辨证要点，体现温热之邪致病特点。

三、薛雪

（一）生平著作

薛雪（1681—1770），字生白，号一瓢，晚年又自称牧牛老朽，斋名"扫叶庄"，江苏吴县人，为清初温病四大家之一。他自幼好学，颇具才气，所著诗文俱佳，且工画兰，善拳技，博学多通，是当时颇负盛名的风雅之士。后因母多病而肆力于医学，技艺日精。当时他和叶天士齐名，他们对中医温病学的形成与发展作出了不朽的贡献。薛氏著作有《医经原旨》《湿热条辨》《薛氏医案》（见吴子音纂辑的《三家医案合刊》）等书。其中以《湿热条辨》影响为最大，突出贡献是对湿温病的专题研究，以弥补叶氏之不足。

（二）学术思想

在我国医学史上，对湿热病专篇进行论述的，薛氏可谓第一人。他在《湿热条辨》中对湿温病发病机制、证候演变、审证要点，以及有关疾病的鉴别等均做了全面和深刻的阐述。如首列湿热证提纲："湿热证，始恶寒，后但热不寒，汗出，胸痞，舌白，口渴不引饮"。

1.湿热病病因病机

本证是一种感受湿热之气而与时令密切有关的外感热病。湿热病的内因，多由脾胃内伤，湿邪内蕴，复感外邪，相合为病。

2.侵犯途径和部位

湿热病邪的侵犯途径和侵犯部位不同于其他外感病。薛雪将其归纳为三个方面：一者，大多数患者，邪气从口鼻而入，这一点同于温病学家的观点，但又有所不同。他认为温病之邪从口鼻入，伤于心肺。而湿热病邪虽然也从口鼻而入，但所伤脏腑主要在脾与胃；二者，有少数病人邪气是从皮毛侵入，这一看法不同于吴又可、叶天士等温病学家的只强调温邪从口鼻而入的观点；其三，邪气从上而受，既不在脾，又不在胃，而是侵犯膜原。本病发作轻重与脾胃的盛衰密切相关。胃实火旺之体，病易归阳明；脾虚多湿之体，病易归太阴；邪踞脾胃，波及表里，少阳厥阴受邪，多致风火内盛。湿未合热或所挟热势不炽，其病较轻缓，若湿热胶结，化火鸱张，其病则急暴而险重。

3.辨证分型及证治

（1）湿在表分：恶寒无汗，身重头痛，湿在表分，宜藿香、香薷、羌活、苍术皮、薄荷、牛蒡子等疏散表湿。

（2）湿在肌肉：恶寒发热，身重关节疼痛，湿在肌肉，不为汗解，宜滑石、大豆黄卷、茯苓皮、苍术皮、藿香叶、鲜荷叶、白通草、桔梗等。

（3）湿热内闭腠理：胸痞发热，肌肉微痛，始终无汗者，腠理暑邪内闭。宜六一散一两，薄荷叶三四分，泡汤调下，即汗解。

（4）湿热阻遏募原：寒热如疟，湿热阻遏膜原，宜柴胡、厚朴、槟榔、草果、藿香、苍术、半夏、干菖蒲、六一散等。

（5）三焦湿热证治：本证有浊邪蒙闭上焦、湿伏中焦、湿流下焦、湿热阻闭中下二焦等几种。

（6）浊邪蒙闭上焦：初起壮热口渴，脘闷懊侬，眼欲闭，时谵语。宜涌泄，用枳壳、桔梗、淡豆豉、生山栀，无汗者加葛根。

（7）湿伏中焦：初起发热汗出，胸痞口渴舌白，宜藿香梗、豆蔻仁、杏仁、枳壳、桔梗、苍术、厚朴、草果、半夏、干菖蒲、佩兰叶、六一散等。

（8）湿流下焦：数日后，自利、溺赤、口渴，湿流下焦。宜滑石、猪苓、茯苓、泽泻、萆薢、通草等。

（9）湿热阻闭中上二焦：初起即胸闷不知人，瞀乱大叫痛，宜草果、槟榔、鲜菖蒲、芫荽、六一散各重用，或加皂角，地浆水煎。

（10）湿邪化热：此为湿热病多见的情况。出现舌根白，舌光红，湿渐化热，余湿犹滞，宜辛泄佐清热，如豆蔻仁、半夏、干菖蒲、大豆黄卷、连翘、绿豆衣、六一散等。

（11）邪犯营血：湿热之邪侵营入血，除出疹、发斑、神昏、痉厥之外，还可见上下失血等证。宜大剂犀角、生地黄、赤芍、牡丹皮、连翘、紫草、茜根、金银花等。

此外，薛氏对痉厥、热渴自汗、呕恶、圊便脓血、咳喘、吐利、亡阳囊缩、厥阴络脉凝瘀等的辨治，以及对寒湿伤阳、清理善后等也有辨治方法，可供临床参考运用。

薛氏在继承仲景伤寒理论的基础上，融贯历代医家学说，并结合地域特点，以自己丰富的临床经验，系统阐明了湿热病论治体系，对温病学说作出了重要贡献。

【医案】下痢腹痛，初因寒湿伤脾，久变湿热，着于肠胃，痛利不减，肠中硬起不和，不得流通明甚。当以苦泄小肠，兼分利而治。方药：川连、楂肉、木通、川柏、泽泻、苦楝皮。（《扫叶庄医案》）

[分析]本案体现寒湿郁久，可以化热，证型转变，变为湿热着于肠胃，治疗与寒湿治疗差别巨大，湿热苦泄，寒湿温化。

第七章 孟河医派

孟河医派作为发源于江苏的地域性医学流派,历经三百余年薪火相传,以其深厚的学术造诣与丰富的临证经验,在中国医学发展史上书写了浓墨重彩的篇章。这一特色鲜明的学术体系不仅对近现代中医药发展产生了深远影响,其传承脉络至今依然清晰可循,展现出蓬勃的生命力。三百年间,孟河医人始终秉持医道初心,在传承中创新,在创新中发展。前辈医家所积淀的学术思想与严谨求实的治学精神,如同涓涓细流滋养着杏林后学。如今孟河传人遍及四海,既有享誉医林的学术大家,亦有扎根临床的业务骨干,他们在继承先贤智慧的基础上不断开拓,使这一古老学派始终焕发时代生机。

作为中华医学宝库中的璀璨明珠,孟河医派不仅在国内中医药界享有盛誉,其学术影响力更是蜚声海内外,为传统医学的现代化发展与国际化传播提供了重要启示。这份绵延三个世纪的医学传承,既是中医文化生生不息的生动写照,更为当代中医药事业的振兴发展留下了弥足珍贵的精神财富。

第一节 孟河医派概述

一、孟河的历史

孟河,古时称南兰陵,今江苏省常州市武进西北孟河镇。孟河亦称"孟城",在历史上是位于武进县的西北"边陲",北临长江,西与丹阳市的高桥镇相邻,早在汉代,孟城只是长江边上的小渔村。由于孟城介于龙山(即嘉山)与黄山之间,形似双龙戏珠,因此其雅号称为"珠城",是水上交通便利、商业繁荣、名医辈出的集镇。孟河之名,源于唐朝常州刺史孟简拓浚河道[1]。自明末至近代,孟河医家日渐增多,此地可谓是山明水秀,人文荟萃之域,堪称名医之乡。孟河医学既肇始于常州,又兴盛于常州,并且有众多医家曾悬壶于此。在漫长的历史发展过程中,孟河医家各见特长,逐渐形成一派,丰富了祖国的医学宝库,为人民的健康和疾病的防治作出了伟大的贡献。

二、孟河医派的历史源流

孟河医派是江苏地区极具影响力的医家流派之一,在其形成初期,尚有法氏、沙氏等较有声望的医家。

明末清初,费尚有弃官从医,选择在武进孟河定居,由此开启了孟河费氏的医学篇章。与费氏略早时期,有法征麟、法公麟兄弟二人在孟河行医,二人在治疗伤寒方面声名远扬;乾隆年间,沙晓峰、沙达周在孟河以外科医术名噪一时;乾嘉年间,费士源(费氏另一支系)以内科诊疗闻名遐迩;丁氏凭借精湛的儿科医术独树一帜,马氏、巢氏也已相继投身医学领域。

清道光、咸丰、同治年间，孟河名医云集，积累了丰富的行医经验，其独特的学术思想逐渐成形。费尚有的七世孙费伯雄、费士源之孙费兰泉、马家的马省三及马文植祖孙、马文植的堂兄弟马日初、巢家的巢沛山等，他们的医名皆震动数省。在仅有二百余户人家的孟河小镇上，却林立着十几家中药铺，由此可知当时孟河医事活动的兴盛与繁荣。府县志中对此的记载是："小小孟河镇江船如织，求医者络绎不绝""摇橹之声连绵数十里"。

从清道光、咸丰年间起至清末民初，孟河医家们开启了向外拓展的征程。沙石安（孟河人，沙氏家族）迁往镇江大港；马培之晚年到苏州、无锡；巢崇山、费绳甫、丁甘仁移居上海；余听鸿迁至常熟；贺季衡赴丹阳；邓星伯迁无锡；法氏延伸至宜兴和桥与武进雪堰桥等地。他们不仅在新居地积累了深厚的声望，逐渐成为当地的名医，甚至形成了独特的地方医学流派，还培养了众多弟子，使学术传承代代发展。其影响力更是延伸到全国乃至海外，形成了"孟河医派弟子遍天下"的繁荣景象。

孟河医派的兴盛源于天时地利人和的完美融合。地处江南水陆要冲的优越位置，赋予这片土地商贸通达的繁荣气象，更孕育出兼容并蓄的人文底蕴。在这片钟灵毓秀之地，世代名医如繁星般璀璨，他们在学术争鸣中融汇南北医家精华，在传承创新中淬炼出独特的医学体系，终使孟河医派从杏林一隅跃升为具有全国影响力的医学重镇。

纵观中医流派发展史，孟河医派尤以清晰的学术谱系著称。历代传人在恪守医德至上、医道本源的同时，始终保持着开放包容的治学胸襟：既注重师徒授受的薪火相传，又擅长博采各家之长；既有体系化的理论建构，更强调临床实效性。这种传承与创新交融的学术生态，恰如丁甘仁在《诊余集》中所述："吾吴医家之盛甲天下，而吾孟河名医之众，又冠于吴中。"字里行间中透露着医家的济世情怀，更折射出地域医学集群发展的特点与生动景象。

三、孟河名医

孟河医派在历史发展中，最具代表性的便是费、马、巢、丁四大家族。根据《孟河四家医集》记载，费氏家族的杰出代表当属费伯雄与费绳甫祖孙二人。费伯雄以平和、归醇纠偏的独特医术，在平淡之中展现出神奇的疗效，晚清时期即声名远扬；费绳甫凭借善治各类危、大、奇、急等疑难病症，在海上声名赫赫。

马家原本世代以疡科闻名，及至马培之，声誉最为响亮，影响最大。马氏三代业医，对疮疡诸病经验丰富，每日接治近百人。1880年，马培之进京为慈禧太后诊治疾病，因效果显著，受太后赞许，当时有"外来医生以马文植为最著"之誉，其名声愈发显赫，自此被称赞为"以外科见长而以内科成名"。他强调对外科病证辨证论治，用药攻补兼施；主张"刀针有当用，有不当用，有不能不用之别，不能一概禁之"[2]，他的著作内容简明扼要，切合实用。

巢家则是在两地先后出现了两位名医，即巢崇山和巢渭芳。巢崇山在上海行医五十余年，家族医学底蕴深厚，学识与经验丰富，擅长内外两科，刀圭之术尤为独到。巢渭芳是马培之的弟子，精通内科，尤其在时病（时令性疾病）治疗方面造诣深厚。他一生扎根于孟河，悬壶济世，名重乡里。

丁家医学成就最为卓越的当属丁甘仁。他师从马文植，能够兼蓄马氏内外喉三科的长处，而成为上海地区一大名医。更为人称颂的是，丁甘仁首创中医专门学校，因而有"医誉满海上，桃李遍天下"的赞誉。

四、医派传承

孟河医派强调《黄帝内经》《伤寒杂病论》等中医经典是中医理论体

系的基础与核心。若不读《伤寒论》与《金匮要略》，便无法知立方之法、无从施治。孟河医派在传承中秉持"醇正"的原则，代代相续，影响深远。根据常州市中医药学会李夏亭对"孟河学派医人"的考略，其学派门人及再传弟子传承情况摘录如下。

（一）费氏系列

费尚有（1572—1662），原籍江西，生活于明末清初，弃官从医，定居孟河，开始了孟河费氏的医学事业，至今已三百余年，共历十二世。其具体世系是：尚有→天佑（1620—1671）→宗岳（1660—1713）→德文（1691—1777 宗岳长子）、德贤（1704—1760 宗岳十五子）、德圣（1708—1752 宗岳幼子）→国柞（1730—1800 德贤之子）→文纪（1760—1834 国柞幼子）→伯雄→应兰→承祖、荣祖、绍祖→保初、保纯、保铨→益人、子彬、赞臣→季翔。

尚有众多族人及门人弟子，不一一列举。

费氏系列另外一支：费士源，是费氏宗岳的另一支，乾嘉年间，以内科闻名；费兰泉，费士源之孙，孟河名医；费士廷，亦是传承费氏宗岳的另外一支；余听鸿（费兰泉之门徒）、余鸿仁、余信。

（二）马氏系列

1. 马院判，招蒋成荣为女婿。

2. 马成荣，明末人，马院判之女婿，尽得其传，继承并开创了孟河医派马氏世医，其中以马省三、马培之最有名。

3. 马省三，擅长外科，是马氏七世，因为无子，复以女婿蒋汉儒（名玉山，马培之的父亲）为嗣，但汉儒在培之十三岁就亡故，便教培之继承家学。

4. 马绍成，为马成荣子孙，在原武进圩塘行医，是武进名医，其后代马日初、马伯藩、马笃卿、马书绅、马嘉生均为名医。

5. 马培之，字文植，马省三之孙，随马省三学医十六年，精通内、外、喉三科，与费伯雄齐名，誉为"江南第一圣手"。马培之带出众多弟子，邓星伯、沈奉江、马伯藩、丁甘仁、贺季衡、巢渭芳、吴庚生等均为名医。马培之的侄子，马钧之、马洛川及其子马书常、马良伯均悬壶于无锡。

马氏尚有众多族人及门人弟子，如马继昌、马泽人、马惠卿、马心厚、贾幼山、时雨苍、颜正华、颜德馨、朱良春、何绍奇、史载祥等，不一一列举。

（三）丁氏系列

1. 丁甘仁，马培之女婿，丁家三世业医，堂兄丁松溪学医于费伯雄，丁甘仁初受教于丁松溪，继而学医于圩塘马绍成。十九岁娶妻马氏，又从业于一代宗匠马培之，能兼收并蓄马氏内外二科（包括喉科）之长。

2. 丁元彦，字仲英，丁甘仁次子，曾主持私立上海中医学院（原上海中医专门学校）、中国医学院及沪南、沪北广益中医院工作。

3. 丁元椿，字涵人，丁甘仁之子。

4. 丁懋英，丁甘仁之女。

尚有众多族人及门人弟子，如丁秉臣、丁彬章、丁彬刚、丁彬毅、丁文蕴、丁一谔、余继鸿、程门雪、黄文东、徐衡之、滕脉华、张伯臾、秦伯未、马书绅、章次公、陈存仁、潘澄濂、张耀卿、裘沛然、何时希、席得洽、巢伯舫、巢建中、俞慎初、陆广莘、蒋熙德、张赞臣、王慎轩、丁永善等。

（四）巢氏系列（有两支）

1. 第一支

（1）巢沛山，开创孟河医派的早期代表医家之一。

（2）巢传九，巢沛山的第二子，先在孟河行医，后迁移上海发展。

（3）巢克成，巢沛山之孙。

（4）巢崇山，孟河人，出身世医家庭，从小继承祖业。其家学渊源，学验两富，擅长内外两科，刀圭之术尤为独到，是孟河医派早年去上海发展的主要代表人物之一。贝颂美、陶佐卿、汪剑秋、刘俊丞、黄晓和等皆为巢崇山之弟子。

（5）巢凤初，巢崇山之子，悬壶上海，继承了巢崇山的针刀技术。

（6）巢松亭，巢崇山之侄。

（7）巢念修，巢崇山之孙。

（8）巢雨春，巢松亭之子，巢崇山之孙，师从丁甘仁。

2.另一支

巢渭芳，系马培之学生，精内科，尤长于时病，一生留居孟河，名重乡里。孟河四家唯有巢渭芳前后四代均在孟河行医，弟子有横林徐梓敬。还有族人及门人弟子巢次芳（巢渭芳之子，失考）、巢少芳（巢渭芳之子）、巢念祖（巢少芳之子）、巢重庆（巢念祖之子）、巢文谨（巢少芳之女）、朱彦彬、周怀仁、周定华、王燮荣等多人。

（五）其他系列

1.法氏家系

法世美，孟河名医，绵延相续代有传人，第五代为法征麟、法公麟，其早于费尚有在孟河行医，后分别迁居常州、宜兴、昆山。法征麟，略晚于费尚有。法公麟后在武进雪堰行医。

2.沙氏家系

沙晓峰，乾隆年间在孟河以内外科名重当时。沙达周，沙晓峰之子，乾隆年间在孟河以内外科名重当时。其后分成几支，一支定居孟河，一支定居淮阴，大部分迁镇江大港。沙石安（1802—1887），孟河人，迁镇江大港，形成著名的大港沙派。

3. 其他著名人物

（1）恽铁樵：著名中医学家，中西医汇通学派代表者之一，陆渊雷、徐湘亭是其学生。

（2）丁氏家系："丁氏"肛肠专科，始于清代前期，发源于苏南孟河，在晚清民国时期，从事肛肠专科的族人有十余支系，其行医踪迹遍布大江南北。著名的有南京丁泽民，泽民夫妇为丁氏肛肠科第八代传人，该支在医学界最为活跃。

（3）谢观：字利恒，祖父为孟河名医，幼承家学，为近代著名中医教育家。曾任丁甘仁开办的上海中医专门学校校长，热心于中医团体等社会公益事务，德高望重。

（4）蒋文芳：为孟河蒋氏八世医，随父迁居沪上，继家学而益渊博，擅内妇科，颇有医名。

（5）张简斋：幼承家学，二十余岁医术已崭露头角，是江苏孟河医派著名医家，创金陵医派。他是民国时期国内著名的中医临床家，有"南张北施"（施今墨）之称。

（6）张雨樵：1915年从孟河到苏州太仓开业，为当地名医。

以上虽不能全面列举孟河医派谱系的全部内容，但尚能初步反映孟河医派从形成、发展、传承到成熟繁荣和向外发展的过程，其影响遍及大江南北和海内外，可见"孟河医派弟子遍天下"之言诚不虚。

五、学术特色

（一）用药和缓，平中见奇

孟河医家用药轻灵，一归醇正。轻灵指药性平淡、药力缓和且用量较轻，所选药物既能发挥治疗作用，又没有留邪伤正的弊端；醇正是指用药不以猛峻求功，而在于义理得当。既要尊奉传统中医诊治的原则与方法，又要临证变通，反对炫异标新，急功近利[3]。其治法与用药看似平淡，却常获良效。费伯雄曾云："天下无神奇之法，只有平淡之法，平淡之极，乃为神奇。"这种治疗思想可以说影响了整个孟河医派。如以黄疸病的治疗为例[4]，对孟河四家治疗的49张药方进行统计，处方涉及中药111味，各种药物使用频次总计500次，每张处方平均使用药物约10.2味（500/49），药少力专，常用药以茵陈、茯苓、陈皮、白术、栀子、车前等平淡、缓和的药物为主，用量多则三钱、少则三分，荷叶仅取一角且中病即止，以求"轻可去实"，祛邪而不伤正之效。孟河医派之所以倡导平淡和缓的治疗原则，是因为他们已深入了解当时的医界风气与特点，希望能纠正时弊，正如费伯雄[5]所言"因思医学至今芜杂已极，医家、病家，目不睹先正典型，群相率而喜新厌故，流毒安有穷哉！救正之法，惟有执简驭繁，明白指示，庶几后学一归醇正，不惑殊趋。爰将数十年所稍稍有得，而笔之于简者，都为一集，名曰《医醇》。"

（二）活用经典，融会创新

费伯雄认为：学医不读《灵枢》《素问》，便无法理解经络，无从知晓疾病的原因。不研读《伤寒论》《金匮要略》，就难以掌握组方之法，更无法实施有效的治疗。不学习金元四大家的著作，就不能通晓补泻温凉的运用，更难以灵活的辨证施治。孟河医派的学术理论来源于四大经典等中医典籍，其在传承中要求弟子无门户之见、无派别之偏、广览博采、择善而从。如马培之广采众家效方、民间验方，并结合家藏秘方与自制验方整理成书，如《外科传薪集》《青囊秘传》，共载内服与外用丸、散、膏、丹1 000余方。费伯雄著《医方论》《怪疾奇方》，巢崇山著《千金珍秘方选》，丁甘仁著《丁甘仁家传珍方》等，均体现孟河医家对民间单方验方的重视与整理。

孟河医家主张师古不泥古，尊崇而不拘，继承而发扬，融会而创新。

正如费伯雄所谓"欲人师古人之意，而不泥于古人之方，乃为善学古人。"他认为不可机械搬用金元四大家的理论经验，要得其所详而不忽其所略；马氏推崇王洪绪的《外科全生集》和陈实功的《外科正宗》，对书中的诊治方法进行了客观评述，并对疏漏予以补充、错谬予以更正。丁氏虽知孟河医派与吴门医派有学术之别，常有互不相融之处，但他不拘于门户之别，深入研究吴门之学，在伤寒学派与温病学派之间能择善而从，温伤兼学，并取其精华，充分运用到临床治疗疾病之中，开创了独特的医疗风格[6]。这些治学精神都值得后辈学习和发扬。

（三）全科发展，剂型丰富

孟河医派重视"全科"理念，以疗效为核心，强调治病救人首重实效，并积累了众多民间秘方。孟河四家的发展呈现出全科医的特点，每一家都精通多科，且治疗手段丰富、剂型多样，如汤药、丸散、针砭、刀圭及内服、外用诸法，皆依病情而灵活施用。如费伯雄虽以内科虚劳见长，却在外科、眼科、喉科、皮肤科、妇科、儿科等多领域造诣深厚；马培之虽外科闻名，却强调内科的功夫与根基，其《青囊秘传》所载奇方异法，世所少见，疗效显著；巢氏以针刀配合内服外敷法治疗肠痈，收效迅速且佳；丁甘仁精于内、喉两科，治疗喉疾善用吹喉药并自制药散，疗效神奇，且善用火针治疗脓疡。

孟河医家凭借渊博的学识与丰富的临床经验，用药平和醇正，随证灵活化裁。他们在处方用药中秉持挖掘经典、发皇古义的学术态度，以精勤不倦的实践精神与勤于探索的作风，为现代中医工作者树立了典范。

第二节 孟河医派著名医家及学术思想

孟河医派肇始于费尚有、马成荣,繁盛于费伯雄、马培之,发扬于巢崇山、巢渭芳、费绳甫、丁甘仁等医家,是我国明清时期中医流派的一枝奇葩,其学术思想为当今中医药理论的开拓与创新留下了浓重的一笔。现以费、马、巢、丁四大家族为纲,以人物为线索,介绍孟河医派主要医家的学术思想与特点。

一、费伯雄、费绳甫

明末清初,费尚有弃官从医,定居孟河,开始了孟河费氏医学事业的发展与传承,至今已绵延三百余年,传承十二世。其中最具代表性的医家,当属费伯雄、费绳甫祖孙二人。

（一）费伯雄

1. 生平著作

费伯雄(1800—1879),字晋卿,号砚云子,清代江苏武进县孟河人,出身世医之家,是费家世医第七代传承人。他秉承家业,博览医籍、熟读经典、通晓百家、造诣高深,以高超的医术和学术思想影响后人而成为孟河医派的奠基人,是费家医术最著名者,《清史稿》称其为最有成就的医家之一。道光年间,费伯雄曾两度应诏入宫,为皇亲国戚诊治疾病,皆以妙手仁心铸就了杏林佳话。他先治愈了道光皇太后的肺痈病,药到病除,并获赐匾额"活国手";后又治愈了道光帝的失音症,获道光帝亲自赐联:"著手成春,万家生佛;婆心济世,一路福星。"费伯雄以高超的医术名满天下,被世人称颂,成为杏林传奇。

费伯雄的代表著作是《医醇賸义》，由其晚年追忆所著。全书共四卷，卷一列脉法、察舌要言、四家异同、重药轻投辨、同病各发、中风、中寒、暑热湿；卷二列秋燥、火、劳伤、脑漏、鼻衄、齿牙出血、关格；卷三列咳嗽、痰饮、结胸、痎疟、黄疸、三消；卷四列痿、痹、胀、下利、诸痛、三冲。该书内容言简意赅，分为六门，曰脉、症、治：首察脉、次辨症、次施治，此三者是大纲。"治"字又分三层，理、法、意：医有医理、治有治法、化裁通变，则又须得法外意也[7]。费氏将切脉、察舌作为诊断疾病的核心方法，以症状为辨证的关键依据，以治法、方药为施治的主要内容。书中对慢性疾病的论述尤为丰富，辨证施治精详，展现出严谨而缜密的思维特点。费氏的其他著作有《医方论》《怪疾奇方》等。

2.学术思想

（1）和缓平淡：费伯雄治学，遵照"巧不离乎规矩而实不泥乎规矩"，主张师古而不泥古。他认为《素问》《灵枢》必须悉心研究，张仲景是立方之祖、医中之圣，《伤寒论》《金匮要略》当奉为典范，其他著作应尽量涉猎，以资知识广博。正是由于他博采众学，而使他在医学上的造诣很高，达到了醇正不杂的境界。他立论以和法为宗，倡导和缓之风，治病以平淡之法而获神效。正如其所言："夫疾病虽多，不越内伤、外感，不足者补之以复其正；有余者去之以归于平，是即和法也，缓治也。毒药治病去其五，良药治病去其七，亦即和法也，缓治也。天下无神奇之法，只有平淡之法，平淡之极，乃为神奇；否则眩异标新，用违其度，欲求近效，反速危亡，不和不缓故也。"

费氏告诫世人："岂不以疾病常有，怪病罕逢，惟能知常，方能知变，故于命名之日，早以和、缓自任欤！"[8]故费氏主张医道以和缓为正途，他曾独具慧眼地指出，战国时秦之良医，医和与医缓，以"和""缓"为名，其中实寓有深意。如其治疗遗精，仅使用一味炙五倍子，研末，以掺膏药中，贴肚脐外治，二三日一换，用之即愈。治疗癥瘕日久，使用消散和荣法，用药14味，药量最大者为二钱、小者五分，两诊癥块便松软。治疗吐血、便血、咯血等危重之症，治法仍宗和缓平淡之旨，每味药用量最小三分，最大不过四钱，却疗效显著[9]，确实达到了平淡至极是为神奇之意境。

（2）执简醇正：费伯雄在学医、行医的过程中，发现并感悟到医界的发展已经繁杂到极点，无论医生还是病者都看不到前代经典、精湛的医学典范，而是厌弃旧有的医学知识和经验，推崇新奇，如此一来，会产生严重的不良影响。若要纠正此种时弊，唯有执简驭繁，清楚明白地给予指示。因而费伯雄深切的希望后学一归醇正，不要人云亦云、随波逐流，更不要被特殊的现象、盲目的追求和世俗欲望所迷惑。

在费伯雄看来，医学之道贵在能通晓医学理论，并能灵活应对复杂多变的临床情况；能执简驭繁，以不变应万变，如此才能让医学实践回归纯粹正统之途。也只有深谙《素问》《灵枢》的理法精髓，做到融会贯通，才能在纷杂变化的病情诊治中做到执简驭繁，出奇制胜。费氏之"医醇"，代表了医学的一种成熟和升华、一种朴实和纯真，其倡导简约醇正之苦心可见一斑。

（3）独到脉法——晋卿脉法：费伯雄辨证准确，脉诊水平亦属高超。《清史稿》记载："伯雄持脉知病，不待问"，即费氏通过切脉就能知道患者的疾病，不需要再向患者询问病情，体现了他在脉诊方面有着深厚的造诣和丰富的经验。孟河医派另一中坚人物丁甘仁在《脉学辑要》序言中评价费伯雄"诊脉之神，出类拔萃，决断生死，历历不爽"，即费氏的诊脉水平已经出神入化，远远超出了当时医者的水平。他通过切脉能够视死别生，判断的结果清清楚楚，甚至没有丝毫差错。《医醇賸义》第一卷详论脉法，阐述费伯雄在脉学上的独到见解，又称"晋卿脉法"。若独立成帙，实为一部脉学专著[10]。如费氏论脉诊的重要价值是：脉乃命脉，气血统宗，气能率血，气行血从。

书中论切脉之道："全贵心灵手敏，活泼泼地一片化机，方能因应。此在平日讲求精切，阅历既多，指下之妙，得之于心，不能宣之于口，实有此种境界。"说明切脉的方法和要领，依靠心思与手法的灵敏，身、心、手要保持灵动的状态，这样才能根据不同的脉象做出相应的准确判断。这就需要平日细心摸索与体验，对诊脉的方法和知识进行精细全面的研究。当积累了足够多的经验后，手指下感受到的微妙与变化，自能在内心有所体悟，只是它无法用语言清晰得表达出来。此外，诊脉时还应注意病情新久、体格强弱、年龄老幼等因素。因为症状虽同，但施治方法不一，应辨证论治，以适应不同病情，这样治疗才能恰到好处。

费氏论临诊脉时，又当虚心静气："虚则能精，静则能细。以心之灵，通于指端，指到心到，会悟参观""一切病症，不外三因。何症何脉，辨之贵真。不能殚述，自可引伸。神而明之，存乎其人"。费氏指出，在为病人诊脉时，应当放空内心，气息平静，以更好地感知脉象。气息平静，才能够细致地分辨脉象。借助内心的清净与智慧，才能灵敏地体察手指端的感觉。指到心到，心与手指合一，手指触到脉象的同时，心思自然专注于此，用心体会，并综合各种情况来观察判断。所有的病症，不外三种致病因素：内因、外因、不内外因。对于每种病症对应的脉象，关键在于准确无误地加以辨别。但因病症和脉象的种类及变化繁多，无法详尽地叙述出来，若能掌握基本的原则和方法，自然可以举一反三、触类旁通。医者期望对脉症的理解和运用达到精妙透彻、融会贯通的境界，就要看个人的天赋、勤奋程度、领悟力和实践能力了。此段文字阐明了诊脉的方法和注意事项，内容详细全面，为后学揭示了学脉的方法和要领。

（4）不为食误，以食代药：费伯雄著有《食鉴本草》一书，以满足病人和虚劳患者的饮食需求。该书不同于一般食谱，文内多论及食物的禁忌而少论其功用。通过该书的食宜禁忌，和不同病因病种的对症饮食，使患者能够"食养尽之"。患者不为食误，而以"食"代药，是一种积极并具有现实意义的治疗观，正如药王孙思邈所言"若能用食平疴，释情遣疾者，可谓良工"。费氏选用谷、菜、瓜、果、味、禽、兽、鳞、甲、虫共10类计95条内容；调治风、寒、暑、湿、燥和气、血、痰、虚、实病因的病者食宜共10门计74条内容。前者多单味食物，后者为煮制合成，种类有粥、汤、膏、饼、酒、茶、片、粉、糕、乳、煎、羹、肉等。费氏所选食物，若使用得当、烹调如法、合理搭配，能充实脏腑，益人气血，可供不同患者家常食用，此费伯雄临证诊治的精妙之处。

（5）妙手仁心，治疗怪疾：费伯雄早年有手稿《怪疾奇方》一卷，收载的内容是较为少见的怪疾奇病，计有怪疾奇方148条，144症，152方。书中所论内容短小精悍，简明扼要，能开拓医者的眼界，并能在一定程度上激发医者对医学知识的探索、增强求知的动力和生起悲悯心。医者只有不断学习，勤于实践，才能认识更多疾病的治法、才能积累丰富的医学经验，才不至于在临床中遇到疑难杂症而束手无策。书中记载的怪疾奇病，有些在目前的医学界已初步探明机制，有些还很难解释。就像今日的医学发展，仍然不能救治人类所有的疾病一样，尚有许多未知领域需要进一步探索研究。

摘录《怪疾奇方》中几则案例与治疗经验分享于同道。如费氏治疗米瘕嗜米：瘕，多指腹中结块的病。此病多因好食生米，久则成瘕。若不得米，则吐清水；得米亦不化。治疗以白米三合，鸡菌（粪）一升，同炒焦为末，水一升，顿服。少刻，吐出瘕如米汁乃愈。治疗舌上出血：舌上血出如针孔者，治以淡豆豉三升，水三升，煮沸。每服一升，日三服。身有光色：遍身及头面发热，有光色。他人手近之，如火烧。治疗用蒜汁半两，酒调服，即愈。卒然舌肿：咽喉闭塞，即时气绝，最危之症。用皂矾，不拘多少，瓦煅红色，放地上令冷，研末，用铁钳拗（撬）开牙关，以药搽舌，即活。笑病不休：《素问》曰：神有余，笑不休。神，心火也，火得风则焰，笑之象也。用沧盐一撮，煅研，河水煎沸，啜之，探吐热痰数升即愈。有一妇人病此症半载，张子和即用此方治瘥。又如肠胃作痒：抓挠不着，无地自容。此属火结不散之症。治以柴胡、黑山栀、天花粉各三钱，白芍一两，甘草一钱，水煎服，即愈。虽为治疗怪疾杂症，方法新奇，用药仍醇正和缓，药简效宏。

【医案1】湿温：常州盛揆臣之长子　发热甚重。辛温解表，汗虽出而热不减；辛凉泄邪，汗虽出而热仍不减。终日鼾睡，呼之不醒，睡目露睛。夜间自醒，食粥半碗即睡着；至黎明自醒，食粥半碗又睡着。舌绛无苔，脉来弦数。方用犀角尖八分磨冲，玄参三钱，鲜生地四钱，牡丹皮二钱，西洋参二钱，吉林参一钱，川石斛四钱，麦门冬三钱，川贝母二钱，粉甘草五分。进两剂，汗出热退而愈。（《孟河费氏医案》）

[分析] 此人病湿温，邪热入营，气液两伤。睡目露睛，夜间自醒食粥，表明脾胃虚弱，食粥以自养脾胃之气；舌绛无苔，说明脾胃气津虚损较重。处方为清营汤合犀角地黄汤加减，能清营透热、泄热散瘀、益气养阴、止烦热渴、安五脏、散郁火，药中病情，故服后效佳，汗出热退而愈。

【医案2】惊恐：某　因惊外触，见症神怯欲迷，已经肢厥，冷汗怕动。处方：人参、茯神、枣仁、生龙骨、石菖蒲、炙甘草、淮山药、南枣。（《孟河四家医集》）

[分析] 此方未书用量，共八味药，以小方治重症。惊则气乱、恐则气下，病人阳气虚脱，脾肾不足，心胆气虚，故出现神怯、肢厥、冷汗怕动等症，本方能宁心益志、镇惊安神、大补元气，补益心脾肾，是镇怯理虚之方。

（二）费承祖

1. 生平著作

费承祖（1851—1914），字绳甫，为费伯雄之孙、马培之之外甥，少年随祖父习医，继承家学，深得伯雄学术之奥妙。费承祖一生恪守祖训，秉承"医醇"的学术理念，以"不失晋卿公医醇家学之意"为行医准则，精于临证，求诊者日以百计，堪为费伯雄的衣钵传人，后亦成为孟河医派文化的中坚力量和发扬光大的代表之一。费承祖临证经验丰富，治疗虚证别有心得，重视调和胃气。其代表著作有《孟河费氏医案》，该书是费伯雄与费承祖祖孙二人的医案合辑，费伯雄医案计二十门，费承祖医案计三十八门，列有伤寒、感冒、春温、湿温、冬温、大头瘟、疟、痢、痧胀、中风、痿、痹、诸痛、情志、虚劳、脱、咳哮喘、肺痈、黄疸、呃逆、淋浊、奇病、妇科、儿科、喉科等内容。

2. 学术思想

（1）虚证重视调养胃阴：费承祖以善治危、大、奇、急诸病而闻名于上海。在虚劳病的辨治体系中，他既继承费伯雄的学术根基，又开创新境，独树一帜。其论治虚证时，主清润平稳，摒弃峻猛之剂，以善养胃阴、保胃气而著称。费氏调养胃阴，药物多甘淡缓和之品，以此调和阴阳，培补后天之本。从用药思路来看，甘淡之药既能生津润燥，又可避免滋腻碍胃，使脾胃运化如常，气血生化有源。他说："余治虚证，人视为万无生理者，胃阴虚即养胃阴，胃阴虚胃气亦虚，即养胃阴兼益胃气，无不应手取效，转危为安。生平治虚症，别有心得者在此。"他兼取李东垣和朱丹溪两家之长，认为"东垣补阳"和"丹溪补阴"实则为治疗虚损的两大法则，不可偏颇。同时相较于费伯雄的"调肝养阴"论，费绳甫则将治疗的重点放在"救胃"上，将养胃阴一法用得尤为娴熟。[11]

（2）辨证要诀与经验：在诊断方面，费承祖提出"明辨见证""深究病源""省察气候""考核体质"的"四要"。在辨证要诀方面,他指出:舌苔白,口不干,恶寒发热,小便清白,大便水泻,此为寒证的表现。舌苔黄腻,口渴引饮,发热小便赤,此热证的表现。寒则脉迟缓或紧,治宜温散。热则脉洪大弦数,治宜清散。若久病气津两虚,邪气留恋;或气津素虚,邪气乘虚而入者,则需补散兼施。内伤症应先辨虚实:若胸腹胀痛,二便不通,恶心呕吐,面目发黄者,属实证,脉多弦实,治宜通利。若心悸神倦,头晕眼花,气急力乏,属虚证,脉多细弱,宜用补益。若是半虚半实,宜通补兼施。在治则方面,强调明辨补泻寒温;用药之道,则主张"轻病用轻药而轻不离题,重病用重药而重不偾事",即治疗较轻的病症时,使用药力较轻、缓和的药物,并且药能对机,不偏离治疗方向;治疗较重的病症时,使用药力较强的药物,并且在使用过程中能药证相应、恰到好处,不会出现差错或加重病情等不良后果。

(3)读书入门法:费绳甫为学者指出了学医门径以及学医应当阅读的入门书。如果想学习伤寒的治法,宜读《医学心悟》,其中的伤寒纲领、伤寒主治四字论等内容,浅显易懂。想了解温热病的治法,宜读叶天士的《温热论》。欲了解暑湿与湿温治法,可以读读薛生白的《湿热条辨》,这是我国医学史上第一部专论湿热病的专著。想了解秋燥治法,宜读《医醇賸义》中的"秋燥论"。想了解霍乱治法,可以参考王孟英的《霍乱论》。欲了解时疫的治法,可以读张石顽的《时疫论》,同时参考余师愚的《疫疹一得》。费承祖的读书方法值得后辈学习借鉴,可见他继承和发扬了孟河费家的医学特点,并形成了自己独特的风格。

二、马培之

(一)生平著作

马培之(1820—1903),名文植,晚号退叟,马省三之孙,随马省三学医治病十六年，尽得真传，后又旁收王九峰、费伯雄的临床经验，融会贯通，精通内、外、五官诸科，被誉为江南第一圣手，是孟河马家造诣最深、医技最精、影响最大的一位医家，为孟河医派之中坚。道光状元、翰林编修院俞樾曾患腹泻久治不愈，病重之际，马文植以牛蒡饮治之痊愈。俞樾是南方文坛宗主，威望极高，他大力举荐马文植，使其声名渐起。1880年，慈禧太后患病，江苏巡抚吴元炳上疏推荐马文植等名医为其诊治。慈禧命马文植为草拟方药的"主稿"。因服药后有效，多次获得慈禧赞许。此后，王公大臣纷纷前来求诊，马文植声名大噪。光绪七年，马文植因病回乡定居无锡，慈禧赐匾"务存精要"以表其功，其名声更大，求诊者门庭若市。他被同行赞誉为"以外科见长而以内科成名"，成为当时京城最著名的外来医生之一。

马培之的代表著作有《医略存真》一卷、《外科传薪集》一卷、《青囊秘诀》、《外科集腋》、《马培之医案》等。其弟子众多，较著名的有丁甘仁、邓星伯、巢渭芳、贺季衡等。

（二）学术思想

1. 内外科并重

马培之精通内外科，他指出人内外一体，应当内外并重，不必强分治内、治外，也不要重内轻外或重外轻内，以整体观来看待人体，辨证施治、处方用药最为适宜。

在外科方面，他认为应注重内科基本功，主张"凡业疡科者必须先究内科"。如疮疡疾病，成因多为外界的风、寒、暑、湿、燥、火这六种病邪侵袭身体，加之内在喜、怒、忧、思、悲、恐、惊这七种情绪的波动与变化，影响了脏腑功能。导致气血运行不畅，经脉被阻塞。有的疮疡会在受到病邪侵袭后马上发作，有的则是长时间积累后才发病。无论是严重的病症，还是像疥癣类的小毛病，都是身体内部发生变化反映到外部的表现。

因此，在诊断疮疡的时候，要仔细检查，重视内在因素，准确地辨证论治。

马培之曾言："前人治病，在能得其致病受病之由，故瘰疬可以内消，痈疽可以内散，及破溃之症，亦可以内收，何尝于方脉外另树一帜乎……而近来著述诸家，每重阐发内科，而于外科辄忽之。将以疮疡之显而易明者，无资乎脉理耶？夫症别内外，纪其名目，千有余条，内症居其三，外疡居其七，前哲浑（通"混"）内外而为一，乃探源之治也。后之所以分内、外而治者，殆以思力不及前哲，取其分治易于奏效，又安见内重而外轻哉！是所望于达道君子，勿执成说，而范围弗过，既求方脉，而刀圭益精，斯克尽运用化裁之妙也乎。"说明古人治病能够找到疾病的发病原因与关键所在，所以像积块、瘕症等疾病可以通过内服的方法消除，而痈疽之类的外科疾病同样可以通过内服药物使之消散。即使是破溃的伤口，也能依靠内服药使其收敛愈合。从来不会在方药和切脉之外另立治法。然而现在的医学著述者们，往往重视内科理论的阐述，却忽视外科。古代的医生将内、外科视为整体，合而论之，并不强分内、外二科，这才是从根本与源头上进行治疗。后人之所以将内外科分而论治，恐怕是心念与智慧不如前人，认为分而治之容易见效吧，但又何以见得内科重要而外科不重要呢？因此马氏深切期望通达事理的医者，不要拘于成见、停滞不前，既要精研医方和脉理，又要在用药和外科方面精益求精，这样才能真正运用到巧妙之处。

2. 观舌即观心

马培之根据张登（字诞先）的《伤寒舌鉴》和徐大椿（字灵胎）的《舌鉴总论》《舌胎图说》，充实内容而著成《伤寒观舌心法》。书中讨论了各种舌象的形态、外观及辨证指征，分别论述了红舌、紫舌、白苔、黄苔、黑舌苔、霉酱衣色苔舌、蓝色舌苔、灰色舌、妊娠舌等内容，详细全面，具有临床指导意义。因内容属于伤寒的验舌辨证，故名为《伤寒观舌心法》。

书中言观舌即是观心，应如何理解应用？马氏在序中言："盖夫观舌者，非观舌也，乃观心也。心者，乃人身之主宰。经云：心为君主之官，神明出焉。又曰：心为神之舍，神乃气之主，气乃生之本，安心神自生，神旺气自和……今有伤寒之症，疫疠传染，虽则诊视，再兼观之于舌，证之死生，分如照鉴，形有何遁焉！"本段说明观舌不仅仅是看舌头，而是看心的情况。心主神明，主气主生，是人体的主宰。正如经典所说，心为君主之官，人的精神意识从这里产生。又言：心是神居住的地方，神是气的主宰，气是生命的根本。心安则神生，精神自然旺盛，神旺则气自和。正如《内经》所言"恬淡虚无，真气从之，精神内守，病安从来"。现今有伤寒这样的传染病，无论邪气在表、在半表半里、在里或在其他部位，必然影响气血津液与神志，并能观察到异样，再结合观舌的情况，以此来判断病情的轻重与生死，就像用镜子照东西一样清楚分明，病邪又能逃到哪里去呢！舌为心之苗，心开窍于舌，必通过舌象反映出来，故舌象即是心的外象与反映，观舌即观心。结合书中的应用情况，如"红舌总论"篇云："夫红舌者，瘟舌也。瘟舌，温气内传于心，自里而达表也……此乃四时所感不正之气而变也。邪自里而达于表，故舌红而赤，老幼少壮，一方一境之内，病皆相似也。"《蓝色舌苔总论》篇云："夫蓝色苔舌者，乃肝木病之色苔也。此舌色出于伤寒病久，已经汗下，胃气已伤而未苏，或已过经而失于调适，致令心火无气，胃土无依。则肺无所生，故肝木无制，侮于脾土，水寡于畏，故舌见纯蓝色也。"《紫舌总论》篇云："且夫紫舌苔者，乃酒后伤寒舌也。或不药，而用葱酒发汗未出，或已病伤寒而仍饮酒，或大醉而露卧当风取凉，或酒后恣饮冰水，致令酒之余毒，上冲经络，酒味入心，汗虽已出，心包络内还有酒之余毒不尽，故舌现紫色形是也。"这就是中医有诸内并形诸于外、司外而揣内的智慧体现，如同鼓之应桴，响之应声，影之似形。

3. 深谙药性三百味

马培之深谙药性，专门编写了三百余味中药的歌诀，名曰《药性歌诀》。本书以诗歌体例写成，易记易诵，是马氏培养学生用的教本，书中内容来源于马氏门下珍藏的手抄本。全书以药物功效分为三十六类，简明精炼，朗朗上口，体现了马氏对药物的深入体察和思考。

如论发散风寒的麻黄，马氏言其味兼辛苦，性质温和，专行肺络膀胱，兼走大肠心部，是解肌通窍，发汗之灵丹；逐表驱邪，伤寒之正药。对中风气肿皆适用，蜜炙则能定喘除哮。麻黄节能固卫止汗。论桂枝，其味辛而甘，性温而浮。能调和营卫，发表膀胱；能行手足之间，温经通脉。论发散风热之柴胡，其性微寒微苦，且散且升，独入肝经，专归胆络。能除烦止呕，解结以调经。耳聋、头晕首选本药；胸闷胁肋疼痛，尤用此药。柴胡能清除因虚劳引起的肌肤热，是治疗疟疾的特效药。病邪侵入血室（中医指女子的胞宫），以及产后发热等症，亦选用柴胡。论安神之茯神，其甘淡而平善养神，开心益智且安魂；还救疗遍经挛缩，口眼歪斜总可平。说明茯神除了人们所熟知的安神益智、养精神的功效外，还可治疗经脉拘挛、口眼歪斜等病症。论活血祛瘀药之川芎，辛温升散，气血兼行。走心包与肝胆，助清阳而开郁。入血海以调经，散血瘀而生新。搜风逐湿，头脑胀痛，胁痛痛疼，寒痹筋挛，目眦泪堕，药到功成。该书共收载药物（包括附药）338种。

由上述记载可知，马氏对药物的研究下了一番苦功，有自己独到的体会与理解。为了便于弟子学习记忆，还专门编写歌诀，化繁为简、简明扼要，可谓仁医仁师。

4. 马氏青囊传秘方

马培之自幼即投身于临床实践，他的各科经验极为丰富。他能融会贯通众科以自辅，且善于制药。他对丸、散、膏、丹等剂型都亲自制作。许多外科成方，经过他的临床反复使用，有了更好的药物组合和配制方法，同时他还创制了许多效验方。马氏在组方用药上注重区别轻重缓急，用药简则一二味，多则数十味，他十分注重采用民间单验方参入其中以增加疗效。他的经验是：病无常病，药无常方，当观岁运主气、客气之变迁，临症时细心体察。说明疾病千变万化，没有固定模式，治疗用药也没有一成不变的方子。要想准确治病，也应仔细观察了解每年气候变化的规律，诊病时认真、细致地分析病情，这样才能开出合适的药方。故马氏治病，每起沉疴。

有关马氏的成方、验方及其制作的丸、散、膏、丹、方门等内容，多见于《青囊秘传》一书。该书计有丸119首、散225首、膏91首、丹142首、药68首、方506首，共6门，1151方。考书中部分内容，如青龙丸、青宝丹、秘药饼等诸方，世未经见，为马氏独传。该书在药物炮制方面十分考究，如水制松香、去油乳没、油炙番木鳖肉、西瓜霜的制作等；制釜墨膏、海浮散、升降丹等必须久贮待用；郁矾散一方，本从截癫丸又名白金丸化裁而出，但在临床上又各有妙用。书末附有《外科传薪集》"许恒君传马氏用法"，体现了马氏临床制剂的丰富和治病方法的多样性。

【医案】头痛案　福建黄左　头额肩臂走窜作痛，精神疲困，欠寐，魂梦不安。处方：北沙参二钱，当归一钱五分，生地三钱，丹参一钱五分，柏子仁二钱，炒白芍一钱五分，黑料豆三钱，煅牡蛎三钱，乌芝麻三钱，夜交藤三钱，杭菊花八分，干荷叶二钱，红枣三枚，蚕沙二钱。

复诊：血少肝虚，内风萌动，上扰阳明，头额昏痛，下午尤甚，肩臂筋脉不得自如，动则作痛，络脉不荣，精神疲困。处方：生地三钱，当归一钱，黑料豆三钱，炒白芍一钱五分，天麻三钱，柏子仁二钱，阿胶一钱五分，甘菊八分，白蒺藜（鸡子黄炒）二钱，煅龙齿二钱，丹皮一钱五分，

干荷叶二钱，乌芝麻三钱，煅磁石二钱。(《孟河四家医集》)

[分析]患者初诊脾肾不足，心气亦虚，内风萌动，上扰清空，故见精神困乏，夜梦不安，头痛走窜。处方予以育阴柔肝，镇惊安神，活血通络兼养心肾之药。二诊仍血少肝虚。肝为风木之脏，肝血虚、阴不制阳，内风上扰阳明，故前额头痛。肩臂筋脉动则作痛、不得自如，是血虚不能濡养筋脉，络脉不荣所致。综合病因病机，需肾水以济之，阴血以濡养之。故拟滋水柔肝，滋阴补血，息风止痉，祛风通络之方。

三、巢崇山与巢渭芳

（一）生平著作

巢峻（1843—1909），字崇山，晚号卧猿老人，世医家庭出身。初在家乡孟河行医，后在沪悬壶近五十年，擅长内外两科，刀圭之术尤精，于肠痈所施刀针手法，多有独到之处，以行医广泛而著称，为同治、光绪年间沪上名医。其子风初、侄松（名浚）亦继承其事业，传承和发展家族的技艺。巢崇山平生诊务繁忙，故著述较少。生平著作有《玉壶仙馆医案》《千金珍秘》，及已出版于秦伯未《清代名医医案精华》中的少数医案。

巢渭芳（1869—1929），是巢氏另一支，亦是名医，小名大红，事母至孝，世居孟河。其先药业而后医，得马培之亲授，是马氏入室弟子，精内科，尤长于时病，业务兴旺，名重乡里。他尝谓"治症求稳每致贻误，顾全反觉将掣肘。审证求因，药有专任，贵在不失时机"独有卓见，故治伤寒每多奇效。两人主要的贡献是继承并发扬了孟河医派的学术思想。巢渭芳生前著有医案、医话多卷，惜未得刊印而毁于战乱。现有其门人金坛贡肇基医师提供的曾经跟师所抄录的巢渭芳之《门人问答》医话一卷，虽不能展示巢氏的学术全貌，但也极为珍贵，从中可以大致了解巢氏的学术思想与临证经验。《巢渭芳医话》抄本一卷,系巢氏生前所撰,约成稿于20世纪20年代,但未刊印出版。

(二)学术思想

1. 学宗经典,用药宜掌握进退之道

巢崇山治学宗《黄帝内经》,在其平生所记载的医案与病情分析中,能以《内经》原文予以论证解释。如治疗"便结"病,针对病因病机,其引经云:三阳结谓之隔,三阴结谓之水,一阴一阳结谓之喉痹(《素问·阴阳别论》),并补充说"格则不得大便,即胃中津液变为痰浊,不得下行于肠也"。巢崇山精通药性,主张用药宜掌握进退之道,随证治之。如其治疗霍乱病,症见霍乱吐泻、肢冷转筋、脉沉细数近似伏脉,苔黄腻口渴,辨证为热郁湿伏、扰乱中焦、脾胃升降失职,拟以清热化湿、健运脾胃、通脉理气之方,尽人事以邀天眷。又治一霍乱病患,吐泻虽止,但胸闷未舒,小便热赤,脉缓弦不扬,苔黄口淡。属于邪湿热未楚,肺胃气机不和。拟和化之法治之,用药思路变更为芳香化湿、理气燥湿、健脾和胃。巢氏用药颇有心得,正如其所言"夫用药之道,一如用兵。假令有事于巴蜀,而不修栈道,则峻岖之路,奚利我行?惟我行既利,然后进可以长驱制敌,退可以保守汉中。鄙人立方主意,亦犹是也。"(《巢崇山医案》)可见巢崇山临证,能悉心辨证,用药灵活且不失规矩。

2. 造福百姓传秘方

巢崇山生前编纂《千金珍秘》一书,后由其子元瑞、其孙巢念修续纂校辑。该书稿成,但未付刊。全书共收集丸散秘验方600余条,其中有传统常用成方,亦有民间单验方,并收录其他医家珍藏的秘验方。《千金珍秘方选》是《千金珍秘》经删重、纠错、补漏,整理之后的著作,共精选得丸2首、散24首、膏18首、丹12首、药14首、方81首,计6门,151方。该书分类方法与马培之的《青囊秘传》相同,只是内容不及《青囊秘传》多。因该书不是原本全录，故定书名为《千金珍秘方选》。

巢崇山以"千金"为书名，由书中记载的内容可知，这些方药方法珍贵难得，巢氏希望能广传于世，利益大众，造福百姓，这是他继承发扬"药王"孙思邈"人命至重，有贵千金，一方济之，德逾于此"的精神体现。

3. 背痈与发背之区别

巢渭芳门人曾问及背痈与发背的区别，巢氏曰："背痈者，始起顶尖根盘开阔，焮肿闷痛。发背者，初则平坦微肿，渐生红白点粒，按之始知痛，溃烂无正脓，甚则腐近背骨，腐肉层层而揭，为外科之重症也。背痈则不然，可以刀溃出脓，过背者仅少见，以其为阴中之阳症耳，治之较易。"由此可知，二者发生部位在背，但病性不尽相同，背痈轻、发背重，背痈病位浅、发背病位深。

《诸病源候论》记载发背候：五脏不调则致疽。疽者，肿结皮强，如牛领之皮；六腑不和则致痈。痈者，肿结薄以泽是也。腑与脏为表里，其经脉循行于身，俞皆在背，腑脏不调和，而腠理开，受于风寒，折于血，则结聚成肿，深则为疽，浅乃为痈。随寒所客之处，血则否涩不通，热又加之，故成痈疽发背也[12]。由此可知痈和疽的发病原因与特点，发背当指背疽。痈的产生，多因六腑功能失和导致，其部位浅，表面看来，皮肤薄而有光泽。时间久了，热胜于寒，热气蕴积，伤肉而败肌，出现血肉腐坏、化成脓液的现象。因其病位表浅，未深入机体内部，所以骨髓不焦枯，腑脏不伤败，故可治而愈。疽的产生，多与五脏功能失调有关。五脏主人体内部的功能，气行经络而沉。因此疽肿部位深厚，其上皮强如牛领（牛之颈项）之皮。久则热胜于寒，热气淳盛，会蕴结伤肉。血肉腐坏，化而为脓，乃至伤骨烂筋，不可治而死也[13]。可见背痈与发背（背疽）的病性、症状皆不同，背疽是外科之重症，当仔细辨证，谨慎防治为上。

【医案1】巢崇山治背痈、鼻痔案：某，背痈虽已渐收而余毒未清，下面红肿瘰发，不时作痛，脉小涩，舌尖红。处方：净银花、京赤芍、生苡仁、连翘壳、甘草节、丝瓜络、大贝母、飞滑石（包）、夏枯草、豨莶草、光杏仁。（《孟河四家医集》）

[分析] 以方测证，证属热毒郁结、痰瘀阻络。本方能通经活络，清热解毒化湿，消肿散结。

某，肺金郁热，鼻痔未化，今肿而色赤，乃肝热生风，风湿兼乘也。处方：桑叶、黑山栀、连翘、白菊花、夏枯草、薄荷、粉丹皮、赤芍、蜜炙枇杷叶、陈辛夷、枯芩。（《孟河四家医集》）

[分析] 患者鼻痔辨证为肺金郁热、肝热生风，处方以桑叶、枇杷叶、辛夷、枯芩、山栀、白菊花、夏枯草、薄荷清肺泄肝，连翘、粉丹皮、赤芍消肿散结，凉血解毒，以化风湿。

【医案2】巢渭芳医话：大头瘟：此症药宜苦寒兼辛，不宜甘凉也。巢，四十九岁，经营之体，外肥内伤，向有脚气。近来湿热上乘，头重，苔黄中有裂纹，脉来细数，治宜苦降化湿。用生大黄、飞滑石、银花、枳壳、川牛膝、羌活、通草、赤苓、马勃、生草、秦艽、连翘、苦参、板蓝根而愈。

恽氏，五十七岁，冬温未清，热毒尚甚，以致两耳头面皆肿，苔黄而刺，治宜苦泄清解。生军、黑山栀、怀牛膝、淡芩、飞滑石、马勃、赤苓、枳壳、通草、连翘、大腹皮、藿香、板蓝根汁一匙，冲。

巢左，三十二岁，春温夹毒发热，已一候，阅所服方皆甘凉之品。头肿如斗，脉来虚滑，急与苦泄法。生军、赤苓、羚羊片、陈皮、通草、生苡仁、木通、生草、银花、连翘、川石斛、板蓝根。数剂而效。（《孟河四家医集》）

[分析] 大头瘟多因感受风热疫毒之邪，壅于上焦，发于头面所致。头面气血壅滞，可导致头面焮红、肿痛、发热，甚则目不能开；若温毒壅

滞咽喉，则咽喉红肿而痛。疫毒宜清解，风热宜疏散，故应清热解毒，疏风散邪为要。上述三则案例，均本此治则治法，苦寒降泄、清解化湿、辛散通达为主，并随症状、体质、年龄之不同，加减用药。

四、丁甘仁

（一）生平著作

丁甘仁（1865—1926），名泽周，字甘仁，早年学医于乡里，先后受业于当地名医马仲清、堂兄丁松溪，以及孟河名医马培之先生，兼收各家之长。丁甘仁曾问业于名医汪莲石先生，治学于伤寒，颇有心得。凡遇杂证，先规定六经，然后施治。他初行医于苏州、无锡之间，与温病大家叶天士、薛雪门人弟子多有交往，治疗温热疾病以轻灵见长。他医术精湛、医德高尚、乐善好施，对病者无论贫富，皆一视同仁。当年，孙中山先生曾以大总统的名义赠以他"博施济众"金字匾额，以示表扬。[14]他生平勤学深研，治学严谨，孜孜不倦，数十年如一日，临证经验丰富，熔经方、时方为一炉，并集孟河医派之大成，是中医界一代宗师。其生平代表著作有《医经辑要》《喉痧症治概要》《诊方辑要》《药性辑要》《脉学辑要》《思补山房医案》。[15]其中《思补山房医案》由其子仲英于1927年充实改为《丁甘仁医案》，共八卷。此外还有许多后人整理的著作，如《百病医方大全》《医学讲义》《丁甘仁家传珍方》等。

（二）学术思想

1. 药性辨析，精研有成

丁氏生平精研本草，对药性进行深入考察与辨析，著有《药性辑要》一书，是当年中医专门学校的本草课程教本。该书取材于《神农本草经》《本草纲目》及《本草从新》，以药物的自然属性分为草、木、果、谷、菜、谷、兽等十一部，共收载常用中药379种。全书以简洁的词句，突出药物的功效、特点，并对药物的性味、所入脏腑、毒性、配伍宜忌、药性分析及加工炮制等内容做了简要介绍和阐释，还附以按语和部分医家的观点，体现了丁氏对药物研究的心得与独特之处。该书是一部全面而详细的本草学选辑本。

如丁氏对地黄的论述，首分属性：草部；之后分类生地黄与熟地黄，继则分而论之。以生地黄为例，其味甘寒，入心、肝与脾、肾。功效：凉血补阴，祛瘀生新，养筋骨，益气力，理胎产，主劳伤，通二便，消宿食。心病而掌中热痛，脾病而痿躄贪眠。（增补）骨髓能填，肌肉可长。毒性与七情：地黄无毒，恶贝母，忌铜、铁、葱、蒜、萝卜诸品。产地：产怀庆黑而肥实者佳。服用禁忌与处理方法：生地黄，性寒而润，胃虚食少，脾虚泻多，均在禁例。姜酒拌炒，则不妨胃。丁氏按：生地黄即今之干地黄。熟地黄，味、性、畏、忌与生地同。功效：滋肾水，封填骨髓，利血脉，补益真阴，久病余胫股酸痛，新产后脐腹急疼。九蒸九晒熟地的制备方法：熟地黄用砂锅柳甑，衬以荷叶，将黄酒润生地，用缩砂仁粗末拌蒸，盖覆极密，文武火蒸半日，取起，晒极干，如是九次，令中心透熟，纯黑乃佳。姜酒拌炒，则不泥膈。（《药性辑要》）九制熟地是一种传统的中药炮制方法，目的是去除熟地中的毒性，增强熟地的疗效，改善口感，使熟地的药效更好、口感更佳。丁甘仁对药物的记录重点突出，药物总结精炼实用，对中药的发展有重要影响。

2. 药简效宏疗杂症

丁甘仁先生处方的特点之一是药简效宏，其在治疗杂病、急症或在条件不便利之时，常用小方治急重病，小方亦能派上大用场。先生的医案中，包含内、外、妇三科，中风、伤寒、湿温等60余目，641案，其中危急重病的验案颇多。如其治疗疔毒曰：热毒暴发，头面为重，甚有朝发而夕死者，乡村求药，去城市辽远，一时不及措手，唯有速取野菊叶，捣汁饮之，渣涂患处，消肿最速。其论治湿毒，曰：凡湿毒在里之证，正当祛之出表，但既出于表，宜重用大蓟、小蓟、丹皮、赤芍，以清血分余毒，不独外疡为然，即历节风亦无不然。此处论湿毒之证，丁氏未具体说明何种疾病，但其后补充说不仅是外科的痈疽疮毒等外疡疾病可以这样治疗，即使是历节风，如关节疼痛或伴水肿、不可屈伸、局部怕风怕冷等病症，只要符合湿毒的病机，也可以这样治疗。论治心痛，曰：凡心痛不可忍者，急用乳香、没药，酒水合煎，可以立止[16]。以上用药之法，药简效佳，已有后学验之有效，而且能适应偏僻之地治疗急症的需求，方便贫家野居之需。

3. 融合寒温辨证体系

丁甘仁刻苦钻研《黄帝内经》《难经》《伤寒论》等中医经典，勤求古训、博采众方，并旁及金元四大家的观点，既谙经方，又通时方。他能熔经方、时方于一炉，融合伤寒与温病两家之说，将伤寒辨六经与温病辨卫气营血相结合，建立寒温融合体系，开创了寒温（伤寒与温病）统一之先河[17]。在伤寒学派和温病学派存在很深鸿沟的当时，丁氏能择善而从，兼学两派的学术理论，从时方派入，而由经方派出。在治疗外感热病方面，能宗《伤寒论》而不拘泥于经方，宗温病学说而不拘泥于四时温病。丁甘仁对外感热病深有研究，他能根据病情，常经方与时方合用，很多学术经验已编入现行的中医药教科书中。如其治疗外感热病系列，伤寒案用阳旦汤、麻黄附子细辛汤、白虎汤、增液汤；发热壮盛而神昏者，用紫雪丹；高热肢冷、汗出神衰的危急病变，用参附龙牡救急。温病案中，风温证高热，重用白虎汤、麻杏石甘汤、银翘散、桑菊饮；暑温证高热神烦者，重用竹叶石膏汤、黄连香薷饮、牛黄清心丸；湿温证发热不解，重用葛根芩连汤、柴葛解肌汤、黄连解毒汤、苍术白虎汤、调胃承气汤、甘露消毒饮、四逆散等；病变危重者，治热以犀角、羚羊汤，治寒以附子理中汤等。[18]

这是丁甘仁先生学贯古今，熟悉掌握伤寒、温病经典，勤于临床的实践总结和成果。启示我们在实践应用中，应把伤寒与温病学说熟练于心、融会贯通、相互联系，不应划分界限、对立看待，要博采众长。

丁甘仁的学术思想可以说在继承经典的基础上，全面吸收了费、马、巢三大家的学术精华，并且在当时，西医已进入中国，他能够不分畛域，吸收西医之长，取长补短，因此建立了自己独特的学术理论体系。

【医案1】伤寒：吴左，发热不退，胸闷呕吐，舌中有一条白苔，脉弦滑而数。辨证为太阳阳明未解，痰滞逗留，中焦气滞，宣化失司。处方：淡豆豉三钱，黄芩一钱五分，半夏二钱，炒谷麦芽各三钱，赤芍二钱，生姜一片，川桂枝四分，竹茹一钱五分，陈皮一钱，鸡金炭一钱五分，泽泻一钱五分。（《孟河四家医集》）

[分析] 本方为经方、时方合用，以栀子豉汤合温胆汤加减而成。栀子豉汤疏解表邪，温胆汤理气化痰、和胃利胆。其中桂枝补中益气，配合赤芍调和营卫。炒谷、麦芽合用温中下气、除热消痰痞、和胃健脾。全方配伍使邪从外解，饮由内化，则发热可退，呕吐自止。

【医案2】泄泻：章左，感受时气之邪，袭于表分，湿滞互阻肠胃，清浊混淆，以致寒热无汗，遍体酸疼，胸闷泛恶，腹鸣泄泻，日十余次，小溲不利，舌腻脉浮。处方：荆芥一钱五分，防风一钱，羌独活各一钱，桔梗一钱，炒枳壳一钱，赤苓三钱，仙半夏二钱，六神曲三钱，焦楂炭三钱，干荷叶一角，陈仓米四钱，薄荷八分。（《孟河四家医集》）

[分析] 此例病患，属表里两病，不可轻视。丁氏仿喻嘉言逆流挽舟之意立法处方，逆流挽舟是针对外邪陷里导致痢疾的一种治法，以解表剂疏散表邪，表气疏通，则里滞除，痢疾止。丁氏拟仓廪汤加减，以荆芥、防风、羌独活疏解表邪；赤苓、半夏、六神曲、焦楂炭、干荷叶、陈仓米

运脾胃、化湿滞；枳壳宽肠胃、治泻痢；桔梗主腹满、肠鸣幽幽，且能载药上行，符合"逆流挽舟"之意。

参考文献

[1]朱雄华，蔡忠新，李夏亭，等.孟河四家医集·马培之医案[M].南京：东南大学出版社，2006：1394.

[2]郭宏伟，徐江雁.中国医学史[M].北京：中国中医药出版社，2021：133.

[3]李友白，刘跃光，郭胜伟.孟河医派传承模式研究及对中医教育的启发[J].中医杂志，2012，53（7）：545.

[4]吴承艳，张蕾，吴承玉.孟河四大医家用方思想剖析[J].中国中医基础医学杂志，2021，27（9）：1364.

[5]费伯雄.医醇賸义[M].北京：人民卫生出版社，2006：9.

[6]苗苗，李燕，余婧.孟河医派的形成与学术思想浅谈[J].中国中医基础医学杂志，2014，20（3）：286.

[7]费伯雄.医醇賸义[M].北京：人民卫生出版社，2006：10.

[8]朱雄华，蔡忠新，李夏亭，等.孟河四家医集·马培之医案[M].南京：东南大学出版社，2006：6.

[9]费建平.费伯雄学术思想探讨[J].江苏中医药，2007，39（10）：24.

[10]陈仁寿.醇正和缓，平淡至极，孟河医派名医费伯雄临证经验分享[N].中国中医药报官方号，2019.

[11]陈仁寿.醇正和缓，平淡至极，孟河医派名医费伯雄临证经验分享[N].中国中医药报官方号，2019.

[12]丁光迪.诸病源候论校注[M].北京：人民卫生出版社，2013：781.

[13]丁光迪.诸病源候论校注[M].北京：人民卫生出版社，2013：604.

[14]李夏亭.浅析丁甘仁对近代中医药发展的学术影响[J].江苏中医药，

2006,27(6):16-17.

[15]朱雄华,蔡忠新,李夏亭,等.孟河四家医集·马培之医案[M].南京:东南大学出版社,2006:1069.

[16]朱雄华,蔡忠新,李夏亭,等.孟河四家医集·马培之医案[M].南京:东南大学出版社,2006:1108.

[17]田传玺,谢鹏飞,仝小林,等.从孟河医派谈中医药传承创新发展[J].南京中医药大学学报,2024,40(10):1026.

[18]李夏亭.浅析丁甘仁对近代中医药发展的学术影响[J].江苏中医药,2006,27(6):16-17.